LES MÉDECINS POSITIVISTES ET LES THÉORIES MODERNES DE LA CRIMINALITÉ

PAR

LOUIS PROAL
CONSEILLER A LA COUR D'APPEL D'AIX

EXTRAIT DU *CORRESPONDANT*

PARIS
DE SOYE ET FILS, IMPRIMEURS
18, RUE DES FOSSÉS-SAINT-JACQUES, 18
1890

LES

MÉDECINS POSITIVISTES

ET LES

THÉORIES MODERNES

DE LA CRIMINALITÉ

LES

MÉDECINS POSITIVISTES

ET LES

THÉORIES MODERNES

DE LA CRIMINALITÉ

PAR

LOUIS PROAL

CONSEILLER A LA COUR D'APPEL D'AIX

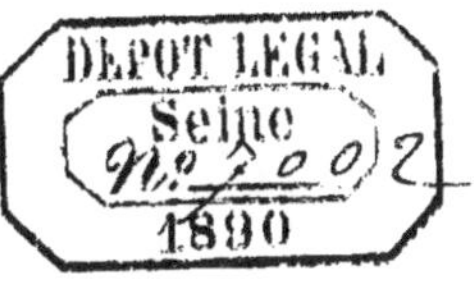

EXTRAIT DU *CORRESPONDANT*

PARIS

DE SOYE ET FILS, IMPRIMEURS

18, RUE DES FOSSÉS-SAINT-JACQUES, 18

1890

LES MÉDECINS POSITIVISTES

ET LES

THÉORIES MODERNES DE LA CRIMINALITÉ

Il y a peu de professions libérales qui comptent autant de savants distingués et d'hommes de cœur que la profession médicale. La médecine n'apporte pas seulement des remèdes, ou tout au moins des soulagements, aux souffrances physiques; elle apporte aussi à la philosophie des lumières précieuses pour la connaissance de l'homme, et elle est pour la justice un auxiliaire indispensable, en l'aidant à faire la distinction si importante du criminel et de l'aliéné. Les noms de Pinel, Esquiros, Marc, Georget, Morel, Delasiauve, Lassegue, Falret, Tardieu, Legrand du Saulle, Baillarger, Foville, Dagonnet, Magnan, etc., doivent éveiller dans le cœur du magistrat des sentiments de haute estime et de reconnaissance. Lorsqu'on est investi de la redoutable mission de juger les hommes, comment pourrait-on ne pas être reconnaissant envers les savants qui viennent éclairer la justice sur la responsabilité des accusés? Aussi je suis loin de partager, à l'égard des médecins, les préjugés qu'ont éprouvés à leur égard quelques magistrats, même Montaigne[1] et M. Troplong[2], et j'ai la plus vive estime pour les travaux d'un grand nombre de savants aliénistes, qui ont créé dans notre siècle la science des maladies mentales, et qui continuent à lui faire faire de remarquables progrès.

Mais la médecine n'a-t-elle pas aussi une part de responsabilité dans les innombrables théories paradoxales qui veulent tout expliquer en l'homme par le physique? On a dit, à une autre époque, qu'en France l'esprit court les rues; n'est-ce pas aujourd'hui le paradoxe qui alimente les journaux, les revues et les livres? Sans doute, les hommes d'esprit ne manquent pas plus aujourd'hui

[1] Liv. II, chap. XXXVII.

[2] Préface du *Traité des donations*.

qu'autrefois; mais le nombre des esprits sensés, justes, est-il le même? Ne semble-t-il pas que dans les sciences morales et philosophiques on a remplacé la recherche de la vérité par la recherche de la nouveauté? On se préoccupe plus d'avoir des idées neuves, seraient-elles paradoxales, que d'avoir des idées justes. C'est cet amour de la nouveauté à tout prix, joint à la tendance de vouloir tout expliquer en l'homme par les causes physiques, qui a conduit un certain nombre de médecins à chercher l'explication de la criminalité uniquement dans l'organisme. orsque M. le docteur Moreau de Tours, écrit un livre pour essayer de prouver que le génie est une *névrose*, il s'écrie avec enthousiasme que « désormais un nouvel horizon s'ouvre devant nous[1] ». Lorsque M. le docteur Lombroso et les autres anthropologistes criminels essaient d'expliquer le crime par l'atavisme, leur but est encore d'ouvrir de nouveaux horizons au droit criminel : M. E. Ferri a même donné pour titre à un de ses principaux ouvrages : *Les nouveaux horizons du droit pénal.* Est-il vrai que, contrairement à ce qui a été cru jusqu'ici, le crime ne soit pas une maladie de l'âme, mais le résultat d'une maladie du corps ou d'une imperfection physique? Est-il vrai que c'est le tempérament reçu de nos parents qui nous rend criminels ou honnêtes? Faut-il chercher uniquement dans une déchéance organique ou dans une sorte de folie morale l'explication de la criminalité? Quelles seraient les conséquences des théories qui auraient pour but de remplacer le droit de punir par le devoir de guérir, ou de transformer la peine en moyen de sélection artificielle? Telles sont les questions que je me propose d'examiner.

C'est au dix-huitième siècle que commence à se produire l'explication du crime par l'organisme. Les progrès des sciences naturelles, en mettant en lumière l'influence considérable exercée par le physique sur le moral, firent oublier à quelques médecins le côté moral de la nature humaine. Ils voulurent réagir contre les théories spiritualistes qui, s'attachant uniquement à l'analyse des facultés de l'âme, avaient oublié les liens qui rattachent ces facultés au système nerveux et en particulier au cerveau. Au dix-septième siècle, il est vrai, Descartes et Bossuet n'avaient point séparé la philosophie de la physiologie, et l'on connaît l'enthousiasme de Descartes pour la médecine : « L'esprit, disait Descartes, dépend si fort du tempérament et de la disposition des organes du corps que, s'il est possible de trouver quelque moyen qui rende commu-

[1] *La psychologie morbide*, p. 385.

nément les hommes plus sages et plus habiles qu'ils n'ont été jusqu'ici, je crois que c'est dans la médecine qu'on doit le chercher. Ce qu'on y sait n'est rien en comparaison de ce qui reste à y savoir, et on se pourrait exempter d'une infinité de maladies, tant du corps que de l'esprit et même aussi peut-être de l'affaiblissement de la vieillesse [1], si on avait assez de connaissance de leurs causes et de tous les remèdes dont la nature nous a pourvus [2]. »

Mais les successeurs de Descartes avaient cessé d'unir l'étude des sciences naturelles à l'étude de la philosophie. Une réaction se produisit contre le spiritualisme qui dédaignait le côté physique de l'homme. La Mettrie et d'Holbach se signalèrent par la hardiesse et la vivacité de leurs attaques. Pour La Mettrie, qui était médecin, l'expérience et l'observation « se trouvent sans nombre dans les fastes des médecins qui ont été philosophes et non dans les philosophes qui n'ont pas été médecins. Ceux-ci ont parcouru, ont éclairé le labyrinthe de l'homme; ils nous ont seuls dévoilé ces ressorts cachés sous des enveloppes qui dérobent à nos yeux tant de merveilles [3]. »

Les travaux de Descartes, de Malebranche, de Leibnitz, lui paraissent stériles. Suivant lui, tout s'explique dans l'homme par l'organisme, par le volume, par la qualité, par les circonvolutions du cerveau. La science et la vertu dépendent de l'organisme, les vices et les vertus sont héréditaires. L'homme n'est pas pétri d'un limon plus précieux que les animaux; « la nature n'a employé qu'une seule et même pâte dont elle a seulement varié les levains »; ce n'est que l'éducation qui élève l'homme au-dessus des animaux. La Mettrie est tellement frappé de l'analogie du singe et de l'homme et de la puissance de l'éducation, qu'il est convaincu que, si les singes ne parlent pas, c'est par suite d'un vice des organes de la parole que l'on peut corriger; il est persuadé qu'on peut apprendre une langue au singe. Dans cette théorie, l'acte criminel n'est plus un acte coupable imputable à une volonté libre; c'est le tempérament qui le fait commettre. La Mettrie n'ose pas encore tirer toutes les conséquences qui résultent de cette fatalité physiologique; il hésite à conclure à l'impunité des coupables. « Je sens, dit-il, tout ce que demande l'intérêt de la société; mais il serait sans doute à souhaiter qu'il n'y eût pour juges que d'excellents médecins [4]. »

[1] Ne dirait-on pas que Descartes avait pressenti les expériences récentes de Bronw-Séquard?

[2] *Discours sur la méthode*, 6e partie.

[3] *L'homme machine* p. 21.

[4] P. 58.

La théorie de La Mettrie eut un grand succès au dix-huitième siècle; elle fut adoptée notamment par d'Holbach et Helvétius, malgré les critiques dont elle fut l'objet de la part de Voltaire et de Diderot. D'Holbach se plaignit aussi que la philosophie spiritualiste eût fait faire peu de progrès à la connaissance de l'homme et proposa de réserver cette étude aux médecins : « Si on consultait l'expérience, dit-il, au lieu du préjugé, la médecine fournirait à la morale la clé du cœur humain... Aidés de l'expérience, si nous connaissions les éléments qui sont la base du tempérament d'un homme ou du plus grand nombre des individus dont un peuple est composé, nous saurions ce qui leur convient, les lois qui leur sont nécessaires, les institutions qui leur sont utiles [1]. »

Tout en prétendant que le moral n'est que l'effet du physique, Cabanis ne va point jusqu'à demander que les études philosophiques et les fonctions judiciaires soient réservées aux médecins; il se contente sagement de faire observer que « les progrès de la science de l'homme physique peuvent contribuer au perfectionnement général de l'espèce humaine [2]. »

Mais, avec Broussais, reparaît la prétention d'absorber la philosophie dans la médecine, prétention que nous voyons de nos jours revendiquée avec une extrême véhémence par M. le docteur Lhuys, M. le docteur Dally, M. le docteur Maudsley, M. le docteur Letourneau, M. le docteur Topinard, M. le docteur Corre, etc. La métaphysique et le droit, les philosophes et les magistrats sont attaqués par eux avec la plus grande vivacité. M. le docteur Dally demande qu'on arrache l'étude des fonctions de l'entendement « aux mains impuissantes de la Sorbonne et qu'on la restitue aux médecins, qui sont seuls en mesure de la féconder [3]. » M. le docteur Lhuys revendique pour la médecine physiologiste seule « ce domaine de la science de l'homme où pendant tant de siècles la philosophie spiritualiste a si longuement et si stérilement péroré ». M. le docteur Maudsley trouve que la métaphysique a exercé une influence néfaste sur l'esprit humain [4]. M. le docteur Letourneau pense de même [5]. M. le docteur Corre, M. le docteur Lombroso, reprochent aux magistrats de subir l'influence des vieilles doctrines métaphysiques [2].

Ces violentes attaques contre la philosophie spiritualiste et

1 *Système de la nature*, p. 123.
2 *Rapport du physique et du moral*, p. 100.
3 *Annales médico-psychologiques*, 1864, p. 336.
4 *Ibid.*, 1873, p. 139.
5 *Evolutions de la morale*,
6 *Les criminels*, p. 229. — *L'homme criminel*, préface, p. XVII.

contre le droit, qui est fondé sur les croyances spiritualistes, ne s'expliquent que par l'ardeur passionnée avec laquelle les hommes qui s'absorbent dans l'étude de la matière veulent tout expliquer par elle. Les études spéciales exposent à l'erreur, si elles ne sont pas accompagnées d'une culture générale étendue, d'une forte préparation philosophique. Ceux qui se livrent à des études spéciales, en s'y absorbant, sont exposés à leur attribuer une importance excessive, à négliger des points de vue qui se rattachent à d'autres sciences, à vouloir tout expliquer par leurs études favorites. « Les physiologistes, dit J. Stuart-Mill, ont plus que personne le travers commun à tous les spécialistes; ils se buttent à chercher dans leur propre spécialité la théorie entière des phénomènes qu'ils étudient et ne ferment que trop souvent l'oreille aux explications venues d'ailleurs. » Lorsqu'un médecin se laisse absorber dans l'étude du corps, il ne tarde pas à perdre de vue les phénomènes qui prouvent dans l'homme l'existence d'une force libre, capable de résister aux sollicitations de l'organisme, et ne peut comprendre qu'il y ait encore des philosophes et des magistrats pleinement convaincus de l'existence de l'âme et du libre arbitre, bien qu'ils puisent leur conviction non dans des raisonnements métaphysiques, mais dans l'observation intérieure et l'expérience judiciaire. De là, le désaccord qui se produit entre le magistrat et le médecin matérialiste : là où le premier voit un homme vicieux, faisant le mal par méchanceté ou cherchant son intérêt aux dépens des autres, le second ne voit qu'un malade, ou un infirme, ou un dégénéré. La cause du crime, dit le magistrat, c'est la volonté dépravée, l'égoïsme, la passion; le crime est une maladie volontaire de l'âme. La cause du crime, dit le médecin, c'est l'organisme incomplet ou défectueux; le crime est une maladie ou une défectuosité du cerveau; « le coupable c'est le corps », dit M. le docteur Dally [1]. Pourquoi le corps est-il coupable? parce qu' « il est impossible de rattacher à un *quid* incorporel les motifs de nos actions; celles-ci dépendent donc directement de notre constitution organique [2]. » N'y a-t-il pas dans l'homme autre chose que le corps? N'y a-t-il pas des facultés morales inconnues des animaux, la raison qui conçoit Dieu, la conscience qui distingue le bien du mal, une force qui veut faire le bien et fuir le mal, contrairement aux tendances de l'organisme? Ne voyons-nous pas des hommes bien doués, intelligents, instruits, commettre des crimes, alors que leur corps est sain, que leur cerveau n'est pas malade? Assurément, l'homme

[1] *Annales médico-psychologiques*, 1863, p. 274.
[2] *Ibid.*, p. 294.

n'est pas un ange, pas même la femme, et Pascal a eu raison de dire que qui veut faire l'ange fait la bête. Mais l'homme n'est-il qu'une bête? Ne tient-il pas à la fois de l'ange et de la bête? N'y a-t-il pas en lui une aspiration vers l'idéal qui dépasse l'animalité et le rattache à un monde supérieur? Si, par les parties inférieures de son être, l'homme tient à l'animalité, ne s'élève-t-il pas vers le ciel par sa tête et par son cœur, semblable au chêne, auquel le compare très justement M. F. Bouillier :

... De qui la tête au ciel était voisine
Et dont les pieds touchaient à l'empire des morts.

Après avoir pensé avec un peu d'exagération que « l'homme est un Dieu tombé qui se souvient des cieux » (Lamartine) ou « une intelligence servie par des organes » (De Bonnald), devons-nous, par une exagération en sens inverse, nous résigner à dire avec M. le docteur Letourneau que « l'homme est un cerveau servi par d'autres organes »? Avec cette définition de l'homme « le criminel est un cerveau qui s'injecte de sang » (Taine), l'homme honnête est un cerveau qui ne s'injecte pas de sang; « l'ivrogne est un estomac qui a besoin d'alcool » (Taine); l'homme sobre est un estomac qui n'a pas besoin d'alcool; les crimes et les vertus sont des phénomènes naturels (docteur Moleschott), « des produits comme le sucre et le vitriol » (Taine). L'héroïsme d'un soldat et la lâcheté criminelle d'un assassin, le dévouement admirable d'une sœur de Saint-Vincent de Paul et le libertinage éhonté d'une prostituée sont, dans cette théorie, les produits nécessaires de l'organisation.

Sans entrer dans la réfutation de ces doctrines matérialistes, ce qui me ferait sortir de mon sujet, je me contente de faire observer que ces doctrines, qui se disent scientifiques, sont combattues par les plus illustres savants de notre époque. Que les médecins matérialistes ne viennent point prétendre que l'étude des sciences naturelles les conduit nécessairement à la négation de l'âme. Ils n'ont pas arraché à la nature plus de secrets que Cuvier, Flourens, J.-B. Dumas, Claude Bernard, Chevreul, Pasteur, qui ont toujours protesté contre la prétention d'expliquer tout l'homme par l'organisme. Aucun de ces grands esprits n'a jamais douté de l'existence en l'homme d'un principe supérieur à la matière. « Aujourd'hui, disait J.-B. Dumas, on veut faire de la pensée une simple sécrétion du cerveau, un produit chimique, mais la chimie connaît ses limites [1]. » L'illustre Claude Bernard ne pensait pas non plus que

[1] Réponse à M. Taine.

l'homme tout entier fût expliqué par la physiologie ; tout en reconnaissant que les phénomènes de l'intelligence et de la conscience exigent, pour se manifester, des conditions organiques, il ne niait point la liberté morale, malgré les mystères qui l'enveloppent [1]. Quant à M. Pasteur qui, par ses merveilleuses découvertes, a transformé la médecine, il suffit de lire son discours de réception à l'Académie française pour voir combien ce grand génie est resté spiritualiste. L'existence de l'âme et de Dieu ne lui paraît pas moins positive que celle de la matière. Darwin lui-même, dans un passage de son *Voyage autour du monde* (p. 535), reconnaît que « il y a chez l'homme quelque chose de plus que la vie animale ». L'existence de ce *quelque chose* de plus est aussi affirmée par M. de Quatrefages : « L'homme, animal par son corps et à certains égards par son intelligence, possède *un quelque chose* de plus, d'où résultent des manifestations spéciales se rattachant à la moralité et à la religiosité [2]. » Parmi les médecins qui ont voulu tout expliquer par l'organisme, on cite habituellement l'auteur des *Rapports du physique et du moral*. En effet, dans ce célèbre ouvrage de Cabanis, le cerveau n'est pas seulement l'instrument, l'organe de la pensée, mais la cause efficiente des phénomènes intellectuels et moraux ; le moral n'est qu'une fonction du physique. Seulement on oublie de dire qu'après avoir écrit ses *Rapports du physique et du moral*, Cabanis est l'auteur d'une lettre moins connue sur les *causes premières*, où les croyances spiritualistes sont très fortement affirmées.

Les médecins qui veulent tout expliquer par l'organisme ne restent d'accord que tant qu'il s'agit de nier le libre arbitre, qui ne peut, en effet, se concilier avec le matérialisme. Mais la contradiction et la confusion ne tardent pas à éclater entre eux dès qu'ils veulent préciser la cause de la criminalité.

L'atavisme. — Pour M. le docteur Lombroso et les anthropologistes de son école, le crime est un fait d'atavisme, un retour à la barbarie de nos premiers ancêtres, qui étaient tous des meurtriers et des voleurs. Ces instincts de cruauté et de cupidité se réveillent après plusieurs milliers d'années chez les criminels qui retournent à la vie sauvage et même à l'animalité [3]. La criminalité est si intimement liée à l'organisme qu'elle se révèle par des signes extérieurs, anatomiques et physiologiques. Cette théorie de M. le docteur Lombroso n'est pas sans analogie avec la célèbre théorie

[1] Discours de réception à l'Académie française.

[2] *Introd. à l'étude des races humaines*, p. 188.

[3] Dans une étude précédente, nous avons examiné cette théorie. Voy. le *Correspondant* du 10 février 1890.

cranioscopique de Gall, et on peut s'étonner qu'après l'insuccès si éclatant de la phrénologie, la théorie de l'école italienne d'anthropologie criminelle ait obtenu, pendant quelques années, une grande faveur. Mais, ainsi que le faisait remarquer M. Flourens, « les hommes chercheront toujours des signes extérieurs pour découvrir les pensées secrètes et les penchants cachés. Sur ce point, leur curiosité aura beau être confondue; après Lavater est venu Gall; après Gall, il en viendra d'autres [1]. » La prédiction de M. Flourens s'est réalisée : après Gall est venu M. Lombroso.

Hérédité. — Suivant d'autres médecins, le crime et la vertu dépendent de l'organisation physique que nous tenons de nos parents : ils sont héréditaires. Quelques-uns sont tellement convaincus de cette transmission du crime des parents aux enfants qu'ils proposent, pour prévenir le crime, d'empêcher les criminels de procréer en leur imposant une opération chirurgicale (docteur Thompson). M. le docteur Le Bon va plus loin encore; il propose « de porter dans les contrées lointaines tous les récidivistes, eux *et leur postérité* », tant il est persuadé que les enfants de ces criminels deviendront eux-mêmes criminels [2].

Dans l'examen de cette question de l'hérédité, il faut distinguer avec soin l'hérédité physiologique et l'hérédité intellectuelle et morale. Je laisse aux médecins l'étude de l'hérédité physiologique, qui ne rentre pas dans ma compétence. Je me borne à reconnaître que l'hérédité physiologique est absolument démontrée. D'après tout ce que j'ai lu et le peu que j'ai observé, je ne crois pas possible de douter de la puissance de l'hérédité physique; c'est la grande loi qui régit la nature entière. Elle a été observée dès la plus haute antiquité : « Une femme, dit Manou, met toujours au monde un fils doué des mêmes qualités que celui qui l'a engendré. » De nos jours cette question a été beaucoup élucidée par des médecins distingués [3]. Il résulte de ces travaux que les qualités physiques, la santé ou la maladie, la longévité, la physionomie, la taille, la couleur des yeux, des cheveux, etc., sont transmises par les parents à leurs enfants.

La transmission de la folie a été aussi l'objet de travaux très remarquables, notamment de la part des docteurs Morel, Legrand du Saulle et Ball. Ne voulant parler que de ce que je sais par mes

[1] *La phrénologie*, p. 81.

[2] *Revue philosophique*, mai 1881.

[3] Voy. *la Vie et ses attributs*, par le docteur Bouchut; *l'Hérédité*, par le docteur Brière de Boismont; le *Traité sur l'hérédité*, du docteur Lucas, etc.; le *Traité des dégénérescences physiques et morales*, du docteur Morel, les travaux de Galton, de M. le docteur Voisin, de M. de Candolle.

études personnelles, je renvoie le lecteur qui veut étudier cette question aux ouvrages de ces médecins distingués. Je désire seulement sur ce point relever une confusion qui a été faite quelquefois entre l'hérédité de la folie et l'hérédité du crime. De ce que, sous l'influence d'une maladie mentale qui lui a été transmise par son père, l'enfant a, comme lui, commis un acte criminel, on en a conclu à l'hérédité du crime. Dans ce cas cependant il n'y a pas en réalité hérédité du crime, puisqu'il n'y a pas crime, mais hérédité de la folie. Pour savoir si le crime est héréditaire, il faut seulement examiner les cas où l'acte criminel n'est pas accompagné de folie.

Les médecins ne sont pas d'accord sur les proportions numériques de l'hérédité dans la folie. Mais la transmission de la folie paraît certaine, bien qu'elle ne soit pas fatale; c'est une possibilité, une probabilité même, mais non une nécessité. On voit quelquefois des fils d'aliénés exempts de toute maladie mentale. Même pour la prédisposition organique à la folie, il faut tenir compte du pouvoir qui appartient à l'homme de régler sa vie et d'en écarter les causes perturbatrices. La folie transmise à l'enfant prend souvent la même forme que celle des parents; ainsi un père aliéné qui se suicide a souvent un fils qui devient aliéné et se donne la mort. Faut-il aller plus loin et dire que la folie héréditaire aboutissant à un acte criminel peut revêtir chez l'enfant la même forme que chez les parents et conduire à la même nature d'actes criminels? Une affaire que nous avons jugée dernièrement à la cour d'Aix semble le faire croire au premier abord. En 1888 un sieur O., atteint du délire des persécutions, se croyant espionné, persécuté par les prêtres, tira plusieurs coups de fusil sur l'ancien curé de Menton qu'il ne connaissait pas. Or j'ai vu dans le dossier que son père, qui avait été aliéné, avait tiré un coup de fusil sur une procession qui passait sous ses fenêtres. Faut-il croire que cette haine sans motif contre les prêtres et les croyances religieuses a été transmise avec la folie par le père au fils? Je ne le pense pas, il me paraît plus probable, au contraire, que c'est par l'éducation que ce fanatisme antireligieux a été communiqué.

Par suite de l'étroite relation qui existe entre le physique et le moral, entre le tempérament et le caractère, les goûts, les penchants, les aptitudes sont fréquemment héréditaires. L'esprit comme le corps des enfants reçoit des parents des dispositions particulières. Dans telle famille, le goût de la musique est très prononcé; dans telle autre, c'est le talent de la peinture qui l'emporte. Pour la peinture et la musique, l'hérédité est plus fréquente que pour les autres applications de l'intelligence, parce que, dans les beaux-arts, le talent est plus étroitement lié que dans les autres sciences à une conformation spéciale des yeux et de l'oreille. Mais à côté des exemples qui prouvent cette transmission des qualités de l'esprit, que d'exemples en sens contraire il faut placer en regard! Que d'exceptions à la règle de l'hérédité! Aussi peut-on affirmer que l'hérédité intellectuelle est beaucoup moins fréquente que l'hérédité physiologique. Pourquoi cela? Parce que les dispositions naturelles de l'esprit sont, bien plus que les dispositions du corps, susceptibles d'être modifiées par l'éducation, les exemples, le milieu, la profession et par une foule d'autres causes qui exercent sur l'esprit une influence incontestable[1].

Rien n'est plus mystérieux que l'hérédité intellectuelle. Il semble qu'elle doit être toujours la suite de l'hérédité physiologique. Cependant les naturalistes, les physiologistes, citent des faits qui prouvent « que l'un des parents donne complètement le physique et l'autre complètement le moral. Listel-Geoffroy, ingénieur à l'île de France, était fils d'un blanc et d'une négresse très bornée. Au physique, il était nègre autant que sa mère; au moral, il était si bien un blanc sous le rapport intellectuel, qu'il était reçu dans les maisons les plus aristocratiques. A sa mort, il était membre correspondant de l'Académie des sciences[2]. »

Le caractère dépendant beaucoup du tempérament, on trouve souvent des exemples de transmission du caractère des parents aux enfants. Dans telle famille, on sera vif, emporté, colère; dans telle autre, on sera doux, pacifique, lymphatique. Faut-il en conclure que le crime et la vertu sont héréditaires?

Déjà, dans l'antiquité, les médecins et les philosophes avaient fait ressortir l'influence du tempérament sur le caractère. « Les puissances de l'âme suivent les tempéraments du corps, disait Galien... L'essence de l'âme est le résultat du tempérament du corps... Les hommes ne naissent ni tous amis ni tous ennemis de la justice, les bons et les mauvais étant tels qu'ils sont, à cause du tempérament du corps[3]. » Mais Galien avait soin de distinguer les penchants que nous tenons du tempérament et les actes qui dépendent de notre volonté. Les penchants ne conduisent au mal que si la volonté ne réagit pas contre eux. En effet « nous avons la faculté innée de préférer, de rechercher, d'aimer le bien, de nous détourner du mal, de le haïr et de le fuir[4] ». On trouve aussi

[1] Voy. de Candolle, *Histoire des sciences et des savants*.

[2] *Annales d'hygiène et de médecine légale*. Brière de Boismont, p. 175, année 1875.

[3] Traduction Daremberg, pp. 47, 64 et suivantes.

[4] *Ibid.*, p. 85.

chez les anciens philosophes grecs, notamment dans Platon, Aristote, Plutarque, des vues singulièrement pénétrantes sur les rapports du physique et du moral. « Il est très important, dit Platon, que les enfants soient engendrés de parents sobres et maîtres de leur raison... Il faut que la conception se fasse en temps utile, avec consistance, stabilité et tranquillité... En cet état (en état d'ivresse) il n'est point propre à engendrer, et il n'aura probablement que des enfants mal constitués et qui ne seront ni solides, ni droits, soit d'esprit, soit de corps... La disposition où l'on se trouve alors passe et s'imprime dans le corps et dans l'âme des enfants, et ils naissent avec bien plus de défauts[1] ». Plutarque aussi connaissait l'influence fâcheuse que l'ivresse du père au moment de la conception exerce sur l'enfant et il recommande de suivre le précepte d'Hésiode : « Ce n'est point au retour de tristes funérailles qu'il faut user de ses droits d'époux, mais en revenant du banquet célébré en l'honneur des immortels [2]. » Aristote fait aussi observer que l'enfant que la femme porte dans son sein participe aux impulsions morales de la mère, « comme les fruits de la terre participent aux qualités du sol qui les nourrit[3], et il ajoute que les enfants qui naissent de parents trop âgés naissent faibles et maladifs[4]. Socrate avait déjà observé que les enfants issus de parents jeunes sont mieux doués que ceux qui naissent de parents âgés [5]. Platon et Plutarque étaient convaincus que la santé de l'âme résulte de la santé du corps (ce que les Romains aussi exprimaient par cette sentence : *Mens sana in corpore sano*) et qu'elle est souvent le résultat des dispositions transmises par les parents aux enfants.

« Nul n'est méchant parce qu'il veut l'être; une fâcheuse disposition du corps, une mauvaise éducation, voilà ce qui fait que le méchant est méchant. Or n'évite pas ce malheur qui veut [6]. » De ce passage et de plusieurs autres analogues, il semble résulter que la fatalité physiologique est acceptée par Platon comme par les médecins matérialistes modernes. Cependant, dans d'autres passages de ses dialogues, Platon paraît vouloir, comme Galien, distinguer les penchants des actes, car il reconnaît que l'homme est moralement responsable de ses actes. « Ce n'est pas non plus, dit-il, honorer son âme, quelque illusion qu'on se fasse là-dessus, que de rejeter sur les autres ses fautes et la plupart de ses défauts,

[1] *Les lois*, VI.
[2] *Délais de la justice divine.*
[3] *Politique*, liv. VII, chap. XIV, § 9.
[4] *Ibid.*, § 11.
[5] Xénophon, *Mémoires*, liv. IV, chap. IV.
[6] *Le Timée*, p. 289, édition Saisset.

même les plus considérables, et de se croire absolument innocent; loin de là, on lui fait par là un très grand mal[1]. » Plutarque admettait aussi que « la génération peut transmettre les principes du vice et de la vertu... en général, dit-il, ceux qui ont eu pour ancêtres des hommes vicieux, ont en eux-mêmes une portion dominante du naturel de leurs pères... les affections en bien ou en mal se communiquent non seulement d'un membre à l'autre, mais d'âme à âme plus encore que de corps à corps. » L'atavisme physiologique et l'atavisme moral n'avaient pas échappé au moraliste grec : « Les verrues, les taches et les autres marques qui sont sur le corps des pères ne se communiquent point aux enfants et reparaissent ensuite sur les petits-fils... Ainsi les affections et les qualités de l'âme, souvent cachées et comme ensevelies pendant ces premières générations, se reproduisent dans des rejetons postérieurs, et la nature développe peu à peu leur ressemblance dans le vice ou dans la vertu avec la tige d'où ils sont sortis[2]. » Mais après avoir ainsi constaté avec force les tendances au bien et au mal que les enfants tiennent de leurs parents, Plutarque reconnaît que ces tendances peuvent être modifiées par la volonté et que le fils d'un criminel peut être vertueux. « Antigone, dit-il, ne fut pas puni pour les crimes de Démétrius ni, parmi les anciens héros, Philée et Nestor pour ceux d'Augias et Nélée, parce que, nés de pères méchants, ils avaient été vertueux[3]. »

Quelques médecins contemporains, ne distinguant plus entre les tendances et les actes, n'hésitent pas à dire qu'on naît criminel « comme on naît bossu, cancéreux ou phtisiques et (que) rien ne peut empêcher de devenir criminel[4] ». C'est aussi la pensée de M. le docteur Maudsley : « Du vrai voleur, dit-il, parodiant ce qu'on dit du vrai poète, on peut répéter qu'il naît, qu'il ne devient pas voleur[5]. » Aussi, ajoute-t-il, « on ne peut pas plus le modifier qu'on ne peut changer la constitution de l'être, qu'on ne peut altérer la couleur de l'Ethiopien[6]. » Cette affirmation est complète-

[1] *Les lois*, liv. V.

[2] *Des délais de la justice divine.*

[3] Quand on lit les anciens philosophes et les anciens historiens grecs, on est étonné des vues singulièrement pénétrantes qu'ils avaient, non seulement sur le côté moral, mais encore sur le côté physique de l'homme et sur l'influence du physique sur le moral. Ainsi les anciens avaient eu le pressentiment de l'irresponsabilité qui peut résulter de l'épilepsie. Hérodote, après avoir raconté les crimes de Cambyse, ajoute qu'il faut les attribuer à l'épilepsie dont il était atteint. « Il n'est pas étonnant, dit-il, qu'ayant le corps attaqué d'une si grande maladie, il n'eût pas l'esprit sain. » (Liv. III, § 33.)

[4] Dr Le Bon, *Revue philosophique*, 1881, p. 526.

[5] *Le crime et la folie.*

[6] *Annales médico-psychologiques*, 1876, p. 142.

ment contredite par l'observation des criminels. Si le criminel naissait criminel, il resterait tel toute sa vie, il agirait toujours en criminel. Le loup agit toujours en loup. Or cette hypothèse du criminel-né, que j'ai déjà combattue dans mon examen de la théorie de M. le docteur Lombroso, est absolument démentie par les changements de conduite qui se produisent chez le même homme, à diverses périodes de sa vie. Tel voleur a été pendant sa jeunesse d'une probité irréprochable ; il n'est devenu voleur, après plusieurs années de conduite excellente, que le jour où il est devenu paresseux, débauché. Qu'on n'objecte pas que sa bonne conduite antérieure a été seulement apparente, qu'elle n'a été déterminée que par la peur du châtiment. Bien souvent j'ai eu à juger des accusés qui avaient accompli autrefois de véritables actes de délicatesse et de dévouement. Ainsi un homme qui aura, quelques années auparavant, rapporté à la police des valeurs importantes qu'il avait trouvées et qu'il pouvait s'approprier, se fera plus tard condamner pour vol. De même, les magistrats qui statuent sur les affaires de réhabilitation voient fréquemment d'anciens condamnés pour vol, abus de confiance, meurtre, redevenir des citoyens laborieux et honnêtes. Pour démontrer que les criminels sont incorrigibles, que leur perversité est congénitale, et par suite permanente, M. le docteur Maudsley invoque le témoignage d'un directeur de prison. « Les tristes réalités que j'ai observées, dit M. Chesterton, me contraignent à dire que les neuf dixièmes au moins des malfaiteurs d'habitude n'ont ni l'intention ni le désir de renoncer à leur genre de vie [1]. » Mais cette observation de M. Chesterton porte sur les *criminels d'habitude*. En outre, il en résulte même qu'un dixième de ces récidivistes témoigne le désir de changer de conduite. Ce dixième a bien quelque importance, mais M. le docteur Maudsley le néglige complètement parce qu'il gêne sa théorie et tout en invoquant le témoignage des directeurs de prison, qui lui est contraire, il écrit : « Le chien est retourné à ce qu'il avait vomi, et la truie, après avoir été lavée, s'est vautrée de nouveau dans le bourbier. Une véritable réforme impliquerait la *ré*formation du naturel de l'individu ; mais comment ce qui s'est formé par la succession des générations pourrait-il se *ré*former dans le terme d'une seule vie ? Un maure changerait-il sa peau et un léopard ses taches ? [2] »

Si le vice était héréditaire, la vertu le serait aussi. Or l'expérience de tous les jours nous apprend que les parents les plus honnêtes ont souvent des enfants vicieux, criminels. Si des parents

[1] *Le crime et la folie*, p. 24.
[2] *Ibid.*, p. 31.

vertueux peuvent transmettre à leurs enfants avec le sang, la bonté, la sincérité, l'amour du travail, pourquoi prennent-ils tant de peine pour les rendre bons, sincères, laborieux? Si la transmission du sang emportait la transmission des qualités morales, l'éducation des enfants ne serait pas une œuvre aussi difficile. Or il est d'expérience constante que les parents les plus honnêtes ne sont jamais sûrs de la conduite de leurs enfants, malgré les bons exemples qu'ils leur donnent, et que leurs efforts restent stériles, si la bonne volonté de l'enfant n'y répond pas.

Si le crime était héréditaire, les criminels devraient être issus de parents criminels. Or il résulte de ma pratique judiciaire que très fréquemment les accusés et les prévenus ont des parents honnêtes. Combien de fois j'ai vu des parents de la plus grande honorabilité venir réclamer à l'audience l'indulgence des magistrats pour leurs fils coupables! Combien de fois j'ai constaté que les accusés avaient reçu de leur famille les meilleurs exemples! Même chez de grands criminels, j'ai fait cette constatation. Ainsi le père et la mère de Roure, condamné pour assassinat aux travaux forcés à perpétuité, étaient très honnêtes. Baud, qui a été condamné à mort, appartenait à une famille très honorable. Constantin, qui, avec un complice, avait assassiné à Marseille le garçon de recettes du Crédit Foncier, avait des parents très estimés, etc., etc. Dans l'histoire, on voit aussi de nombreux exemples de fils criminels issus de parents très vertueux, Commode n'était-il pas le fils de Marc-Aurèle? Par contre ne voit-on pas sortir de parents coupables des enfants honnêtes? Plutarque en avait déjà fait la remarque : « Périclès était né d'une famille sacrilège et maudite. Le grand Pompée eut pour père ce Strabon qui fut si odieux au peuple romain qu'on arracha son corps de dessus le brancard des funérailles et qu'on le foula aux pieds. Les descendants d'un Sisyphe, d'un Autolycus, d'un Plégyas se distinguèrent entre les plus grands rois par leurs vertus et par leur gloire [1]. » M. Lombroso lui-même reconnaît qu'il a « bien des fois remarqué des jeunes gens très honnêtes issus de parents mauvais [2] ».

On objecte que assez souvent aussi des criminels sont issus de parents criminels. Ne semble-t-il pas dès lors que les parents ont transmis aux enfants un penchant irrésistible au crime? Platon paraît croire que le crime peut se perpétuer pendant plusieurs générations dans la même famille et lorsque le père, l'aïeul et le bisaïeul d'un enfant auront été condamnés à mort, il conseille à

[1] *Des délais de la justice divine.*
[2] *L'homme criminel*, p. 135.

l'État de bannir l'enfant, de peur qu'il ne devienne lui-même criminel [1]. J'ai rencontré quelquefois la persistance de la criminalité pendant deux générations; il est possible qu'elle ait été constatée très exceptionnellement pendant un plus grand nombre de générations. Mais ce fait ne me paraît pas prouver invinciblement l'hérédité du crime. En effet, si dans les familles les plus honorables on voit des fils par leur inconduite faire mourir de chagrin et de honte les parents les plus honnêtes, qu'y a-t-il d'étonnant qu'un père voleur, qui donne de mauvais exemples et de mauvais conseils à ses enfants, trouve en eux des imitateurs? D'ailleurs lorsque le criminel est issu de parents criminels, comment savoir si son inconduite est la conséquence de l'hérédité ou le résultat de la mauvaise éducation? Les mauvais exemples ont une influence très fâcheuse sur les enfants. Aussi le législateur a-t-il eu grandement raison de donner aux tribunaux le pouvoir de prononcer la déchéance de l'autorité paternelle contre les pères et les mères qui compromettent la moralité de leurs enfants par leurs habitudes de débauche et d'ivrognerie [2]. Lorsqu'on trouve des criminels issus de parents coupables, on ne peut savoir si la criminalité des enfants a été transmise par les parents, pas plus qu'on ne peut dire que la vertu d'un enfant est héréditaire lorsque ses parents sont honnêtes. « Ma fortune, dit Montaigne, m'a fait naître d'une race fameuse en prud'homie et d'un très bon père; je ne sais s'il a écoulé en moi partie de ses humeurs, ou si bien les exemples domestiques et la bonne institution de mon enfance y ont insensiblement aidé ou si je suis autrement ainsi né [3]. » Aussi je ne puis partager l'opinion de M. Ribot qui fait résulter l'hérédité du crime des condamnations prononcées contre le père, le fils et le petit-fils. Ces faits de persistance de la criminalité dans la même famille ne sont ni très nombreux ni très concluants. Ils sont d'ailleurs contredits par d'autres exemples beaucoup plus nombreux de fils criminels issus de parents honnêtes. En outre lorsque la persistance de la criminalité se produit dans la même famille, il est difficile de savoir s'il faut l'attribuer à l'hérédité ou à la mauvaise éducation.

Quelquefois, il est vrai, on voit des enfants tenir évidemment de leur nature une tendance très accentuée pour des actes délictueux. Cette tendance peut être alors le résultat d'une conformation cérébrale défectueuse, transmise par leurs parents. « Mais c'est là un état pathologique, et l'étude de ces dégénérés, de ces malades est

[1] *Les lois*, liv. IX, p. 31.
[2] Loi du 24 juillet 1889.
[3] Liv, II, chap. XI.

exclusivement du ressort de la clinique[1]. » S'il y a des enfants qui tiennent de leurs parents une tare pathologique qui les conduit plus tard aux actes criminels, ces enfants sont des malades et par suite des irresponsables : ce ne sont point des criminels relevant de la justice sociale. Il y a alors hérédité d'une maladie mentale et non pas hérédité du crime. Mais à l'état normal, l'individu sain d'esprit n'est pas « prédisposé naturellement au crime[2]. »

Il ne faut pas confondre la transmission héréditaire d'un penchant, d'un tempérament, d'un caractère déterminé avec la transmission des vertus et des vices. Le penchant peut aider à la formation de la vertu ou du vice, mais il ne crée nécessairement ni l'un ni l'autre. Le mauvais penchant transmis par les parents doit et peut être combattu. Ceux qui concluent de l'hérédité de la tendance à l'hérédité de l'acte ne sont pas amenés à cette conclusion par l'observation des faits, mais par suite d'une négation systématique du libre arbitre. Assurément, si on nie *a priori* le libre arbitre, on est porté logiquement à croire que la tendance mauvaise ne peut être combattue et conduit nécessairement au crime. Il faut donc toujours revenir à cette question : y a-t-il dans l'homme une force qui lui permet de combattre les mauvais penchants? Je ne veux point incidemment reprendre cette démonstration; mais je crois utile de faire observer que, à côté des médecins distingués qui nient le libre arbitre, il y en a d'autres non moins distingués qui y croient. « Le libre arbitre, dit M. le docteur Delasiauve, médecin de l'hospice des aliénés de Bicêtre, ne semble avoir été donné à l'homme que pour faire contrepoids aux impulsions des organes[3]. » Ni Legrand du Saulle, ni Foville, ni Morel, ni Dagonnet, ni Magnan, etc., etc., ne nient le libre arbitre. M. le docteur P. Lucas, qui a écrit sur l'hérédité le livre le plus considérable, ne conteste pas l'existence de cette force morale, dont nous avons tous le sentiment intime, qui n'est autre que le libre arbitre, qui nous permet de combattre les mauvais penchants venant de l'hérédité, comme les influences dangereuses venant de l'exemple et du milieu. « On oublie toujours, dit-il, que l'homme est un être moral, une nature libre douée généralement de la puissance intérieure de réagir sur elle-même et de résister à ses propres attractions[4]. » Oui, l'hérédité peut transmettre à l'homme de mauvais penchants; quel est l'homme qui n'a que des tendances vers le bien? Si l'homme n'avait pas de mauvais penchants à com-

[1] Docteur Magnan, *Archives d'anthropologie criminelle*, 1889, p. 608.
[2] Docteur Magnan, *Ibid.*, p. 607.
[3] *Traité de l'épilepsie*, p. 489.
[4] T. I, p. 495.

battre, où serait le mérite de la vertu? Oui les parents peuvent léguer à leurs enfants une tendance à la gourmandise, à la colère, à la paresse et à tous les autres défauts. Mais que ces tendances mauvaises viennent de nos ancêtres, ou qu'elles soient inhérentes à la nature humaine, qu'importe pourvu que nous ayons en nous le pouvoir d'y résister? Les penchants peuvent rendre plus ou moins difficiles la pratique de la vie morale, l'observation de la loi sociale, mais ils n'ont jamais assez de force pour en imposer la violation, sauf dans le cas, bien entendu, où ils sont le résultat d'une maladie cérébrale. On n'est pas nécessairement criminel parce qu'on a hérité de ses parents de tel ou tel caractère. Socrate, qui avait reçu de la nature les plus mauvais penchants, est devenu le plus sage des hommes. Les hommes qui sont devenus des saints avaient souvent des passions violentes, des instincts mauvais: ils les ont domptés par l'effort de leur volonté. Comment douter de ce pouvoir qui appartient à l'homme de se maîtriser, lorsque des aliénistes éminents tels que M. le docteur Maudsley admettent que l'homme prédisposé à la folie peut s'en préserver en se proposant un but élevé, en donnant une sage direction à ses pensées et à ses sentiments? « Il n'est pas douteux que, dans la capacité de se façonner soi-même existant plus ou moins en chacun de nous, ne réside un pouvoir de se contenir et de se diriger capable de prévenir la folie[1]. » Puisqu'il existe même chez l'homme prédisposé à une véritable maladie mentale un pouvoir de direction, comment hésiter à reconnaître cette faculté à l'homme sain d'esprit? Les impulsions au vol, au meurtre, à l'incendie ne sont irrésistibles que lorsque la maladie cérébrale est venue paralyser l'action de la volonté libre. Gall lui-même n'admettait pas l'irrésistibilité des penchants[2].

Aussi, je ne puis partager l'avis de M. Ribot, auteur d'un livre remarquable sur l'hérédité, lorsqu'il écrit que « l'hérédité et la liberté se posent l'une en face de l'autre comme deux termes contraires et inconciliables[3]. » Comme M. le docteur Lucas et M. de Candolle, je pense au contraire que « la liberté et l'hérédité sont deux lois conciliables et harmoniques entre elles[4]. » Les médecins et les philosophes qui ne peuvent concilier l'hérédité et la liberté ne sont amenés à cette conclusion que parce qu'ils confondent l'hérédité de la tendance avec l'hérédité de l'acte et ne croient pas l'homme capable de réagir contre ses tendances. En effet dès l'ins-

[1] *Le crime et la folie*, p. 256.
[2] *Physiologie du cerveau*, t. II, p. 107.
[3] P. 320.
[4] Dr Lucas.

tant qu'on ne voit dans l'homme que l'organisme, on ne peut plus croire au libre arbitre, la liberté morale devient incompréhensible. Il est impossible de comprendre que l'organisme produise une force qui maîtrise ses tendances. Quelques matérialistes, il est vrai, Lucrèce notamment[1], ont admis l'existence de cette force intérieure qui permet à l'homme de se rendre maître du destin. Mais ils sont évidemment inconséquents avec leur système. La force, capable de maîtriser les penchants du corps, ne peut venir du corps.

Aussi les matérialistes, conséquents avec leur théorie, refusent à l'homme le pouvoir de vaincre ses penchants et pensent à cet égard comme Helvétius : « Celui qui, pour être vertueux, aurait toujours ses penchants à vaincre, serait nécessairement un malhonnête homme [2]. S'il y a des hommes vertueux et des hommes criminels, ce n'est pas parce que les premiers triomphent de leurs mauvais penchants et que les seconds y cèdent volontairement. L'homme suit toujours son plaisir, l'homme honnête prend plaisir à faire le bien, le criminel prend plaisir à faire le mal. « L'homme vertueux n'est donc point celui qui sacrifie ses plaisirs, ses habitudes et ses plus fortes passions à l'intérêt général, puisqu'un tel homme est impossible, mais celui dont la plus forte passion est tellement conforme à l'intérêt général qu'il est presque toujours nécessité à la vertu[3]. » C'est à la même conclusion qu'arrive un des théoriciens modernes du matérialisme, M. le docteur Büchner : selon lui, « il n'y a pas de volonté qui puisse dompter ou contenir les individus portés à la mélancolie, à la paresse, à la légèreté, à la vanité, à l'arrogance, à l'avarice, à la lubricité, à l'ivrognerie, au jeu, à la violence [4] ». Tous les jours cependant nous voyons des paresseux devenir laborieux sous l'aiguillon du besoin ou par un effort de la volonté, des hommes légers rendus sérieux par les leçons de la vie, des joueurs guéris de leur passion, etc. Sans doute, le vice une fois contracté, il est difficile de s'en corriger, mais il dépendait de nous de ne pas le contracter et nous ne perdons jamais entièrement le pouvoir de nous y soustraire. Ce pouvoir vient de la volonté; il est attesté par une croyance universelle, par une expérience constante, par les faits les plus certains. Mais cette puissance de la volonté, ne pouvant se concilier avec le matérialisme, ne sera plus qu'une illusion aux yeux de celui qui ne voit pas entre l'homme et les animaux une différence de nature. Dès lors l'hérédité de la tendance sera identifiée à l'hérédité de l'acte

[1] *Poème de la nature*, liv. II, v. 251.
[2] *De l'esprit*, discours III, chap. XVI.
[3] *Ibid.*, Helvétius.
[4] *Force et matière*, p. 495.

comme chez les animaux, et puisque chez ces derniers les qualités bonnes ou mauvaises se transmettent par la génération, on en tirera la conclusion qu'il doit en être de même chez l'homme. Les mêmes lois lui seront déclarées applicables. Mais on oublie qu'on ne peut pas appliquer entièrement aux hommes les observations faites sur les animaux. Sur les animaux, l'influence de l'hérédité est toute-puissante parce qu'elle ne peut être combattue par les influences morales, par la liberté. Vouloir appliquer à l'homme les observations faites sur les animaux, c'est négliger la distance immense que les facultés morales mettent entre l'homme et les animaux, c'est méconnaître le pouvoir que nous avons de vaincre nos penchants, c'est oublier l'influence considérable qu'exercent sur nos actes et nos sentiments les croyances religieuses. Ce n'est qu'à la condition de nier *a priori* la liberté morale qu'on peut admettre l'hérédité du vice et du crime comme on admet l'hérédité de la phtisie et écrire qu'on naît voleur ou meurtrier comme on naît bossu et rachitique. Le sens commun, le sens intime, l'expérience judiciaire, protestent contre cette étrange assimilation entre la transmission des maladies de l'âme et la transmission des maladies du corps.

On n'est pas criminel sans le vouloir. Les prédispositions physiologiques, dans l'état normal, sont toujours sous l'action de la volonté dans une mesure suffisante pour qu'elles ne se traduisent pas en actes criminels. Dès lors la responsabilité morale subsiste et la responsabilité légale conserve sa raison d'être, car ce que la loi punit, ce n'est pas une tendance, un penchant, mais un acte ou une tentative d'acte criminel, manifestée par un commencement d'exécution.

Dégénérescence. Faiblesse d'esprit. — Quelques médecins distingués, notamment M. le docteur Morel (de Rouen), ont étudié les dégénérescences produites par l'alcoolisme, l'opium, les substances alimentaires altérées, les intoxications paludéennes, etc., et leur transmission des parents aux enfants, qui héritent ainsi de prédispositions morbides, sinon toujours identiques, du moins similaires. Ces prédispositions morbides conduisant tantôt à une maladie nerveuse, tantôt à une maladie mentale, tantôt à des actes criminels, on en a conclu que le crime était aussi, comme la folie, un cas de dégénérescence. Les dégénérés présentant des signes spéciaux de l'ordre physique et de l'ordre intellectuel et moral qui se retrouvent chez des criminels, on a fait rentrer le crime dans la classe des dégénérescences. Cette théorie est celle de M. le docteur Maudsley, M. le docteur Bruce Thompson, M. le docteur David Nicholson, MM. les docteurs Féré, Topinard et Motet qui font rentrer la criminalité dans la classe des dégénérescences. « Les impotents, les aliénés, criminels ou décadents de tout ordre, doivent être considérés comme des déchets de l'adaptation, des invalides de la civilisation. Ils ne méritent ni haine ni colère[1]. » M. le docteur Moreau de Tours avait dit que le génie est une *névrose*; M. le docteur Maudsley à son tour, estime que le crime est aussi une *névrose*, une infirmité, une maladie ou une dégénérescence. « La classe criminelle constitue une variété dégénérée ou morbide de l'espèce humaine, marquée par des caractères particuliers d'infériorité physique et mentale [2]. » Pour M. le docteur Motet, le criminel est aussi un infirme, un dégénéré [3].

Est-il vrai que le crime soit le résultat d'une dégénérescence physique entraînant la faiblesse d'esprit? Est-il vrai que le crime soit issu d'ânerie, suivant l'expression de Montaigne, que les criminels soient des êtres stupides, des faibles d'esprit? Qu'il y ait des dégénérés parmi ceux qui commettent des actes criminels, cela n'est pas douteux. Mais ces dégénérés, ne l'oublions pas, ne sont pas des criminels, lorsqu'ils n'ont ni la conscience ni la volonté assez développées pour se rendre compte de leurs actes et pour agir librement. La loi ne déclare punissable que l'acte sciemment et librement accompli. Les actes qui ne sont pas accompagnés de cette double condition n'entraînent aucune responsabilité ni morale ni légale. L'auteur d'un acte nuisible qui n'est ni libre ni conscient ne relève pas de la justice : dès que son irresponsabilité morale est constatée, une ordonnance de non-lieu ou un jugement d'acquittement sont rendus en faveur du malade qui est placé dans un asile. — Pour savoir si le criminel est un dégénéré, il faut donc avoir soin de n'examiner que les criminels qui tombent sous l'application de la loi. Ceux-là, je l'affirme, ne sont point des faibles d'esprit. Je ne conteste en rien tout ce que les médecins ont écrit sur les questions physiologiques qui ne rentrent pas dans ma compétence. Mais pour savoir si les criminels non atteints d'aliénation mentale sont suffisamment intelligents et libres, l'observation personnelle suffit. Or il est d'expérience judiciaire incontestable que parmi les accusés et les prévenus on retrouve divers degré d'intelligence comme chez les hommes honnêtes; il y en a quelques-uns en petit nombre très intelligents; d'autres sont d'une intelligence ordinaire, d'autres enfin d'une intelligence au-dessous de la moyenne. Sont-ils en général des êtres stupides, ignorants? Je ne le crois pas. Les anciens s'étaient posé cette question. Entrons au prétoire;

[1] *Dégénérescence et criminalité*, p. 103.

[2] *Le crime et la folie*, p. 28.

[3] *Annales médico-psychologiques*, 1888, p. 16.

qui voyons-nous, dit Cicéron? « Le préteur va prendre séance. Pour juger qui? Celui qui a mis le feu à nos archives. Peut-on savoir qui c'est? Un illustre chevalier romain, Socius, avoue que c'est lui. Qui juger encore? Celui qui a falsifié les registres publics, Alérius, l'homme du monde le plus adroit, les a copiés et a contrefait la signature de six officiers[1]... » Pour tous ces crimes commis par des accusés instruits, intelligents, « il faut que l'esprit seconde la méchanceté[2]. » L'homme qui a reçu des dieux la raison, que n'ont pas les bêtes, afin de faire le bien, en fait souvent un mauvais usage; il s'en sert pour s'approprier le bien d'autrui par mille artifices coupables.

Ces judicieuses réflexions de Cicéron ont-elles cessé d'être vraies? N'était-ce qu'à Rome qu'on voyait condamnés pour meurtre, vol, attentat aux mœurs, des hommes instruits, intelligents, d'un esprit délié et d'une constitution robuste? Ne voyons-nous plus, de nos jours, comparaître devant les cours d'assises et les tribunaux correctionnels, d'anciens ministres, des députés, des notaires, des commerçants, des instituteurs laïques ou congréganistes, etc.? Comme juge d'instruction et procureur de la République, j'ai eu à interroger des assassins, des incendiaires, des criminels de toutes sortes; combien de fois j'ai été frappé de leur intelligence, et j'ai exprimé le regret que l'accusé n'eût pas appliqué au bien les facultés qu'il avait tournées vers le mal! Dans la discussion des charges qui pèsent contre eux, souvent les accusés, par leur habileté, leur souplesse d'esprit, créent de véritables embarras au magistrat qui les interroge. Combien de fois aussi j'ai constaté que les victimes, les témoins, étaient moins intelligents que les accusés! Il faut souvent une habileté peu commune pour combiner un crime et l'exécuter. Il y a des crimes, tels que le faux, l'escroquerie, les falsifications de denrées, l'avortement, les contrefaçons, etc., qui exigent des connaissances assez étendues. Les caissiers infidèles, qui masquent leurs détournements par de fausses écritures; les faussaires, qui fabriquent de faux billets de banque ou de la fausse monnaie; les directeurs de sociétés financières véreuses qui dissimulent sous des dehors réguliers de colossales escroqueries; les sages-femmes, qui font de la pratique des avortements une véritable profession; les marchands, qui utilisent avec tant d'habileté les progrès de la chimie[3] pour falsifier les denrées et les boissons, etc.; tous ces

[1] *De la nature des dieux*, liv. III, § 30.

[2] *Ibid.*, XXVI.

[3] A-t-on bien remarqué la facilité que la chimie donne au crime, les armes qu'elle fournit aux ennemis de la société? Chaque progrès de cette science est à la fois utile et funeste à la société. Sans parler des récentes

accusés, que les magistrats voient comparaître en si grand nombre sur les bancs des assises ou de la police correctionnelle, ne sont pas assurément des faibles d'esprit, des dégénérés. Quel est le crime monstrueux qui n'ait pas été commis par des hommes instruits, intelligents? Que celui qui ne peut faire une étude personnelle des criminels, prenne un recueil de causes célèbres : à côté de paysans et d'ouvriers, il verra figurer des hommes exerçant des fonctions libérales avec talent, occupant les situations les plus élevées, des ministres (Teste, Despan-Cubière, Clément Duvernois, etc.), des députés, des sénateurs, des pairs de France; sur cette liste de criminels, on voit même des médecins et des magistrats. Les débats et l'instruction n'ont révélé aucun signe de dégénérescence physique et de faiblesse d'esprit chez les docteurs Palmer et Lapommeraie, non plus que sur les docteurs C. et X., qui ont été dernièrement condamnés par les cours d'assises de Seine-et-Oise et de Vaucluse, l'un pour avoir, par une substitution de cadavre, aidé un escroc à s'enrichir aux détriments d'une compagnie d'assurances, l'autre pour avoir, par rivalité professionnelle, tenté d'empoisonner son confrère. Le président d'Entrecasteaux, qui coupa le cou à sa femme pour épouser sa maîtresse, le duc de Choiseul-Praslin, qui commit un crime analogue, etc., n'ont jamais été signalés comme des dégénérés. J'ai fait partie, il y a quelques années, d'une chambre correctionnelle qui a condamné à plusieurs années d'emprisonnement un ancien sous-secrétaire d'État au ministère de la justice et un avocat fort distingué d'une grande ville, qui ont été entraînés à des actes criminels par l'inconduite, l'amour du luxe, des plaisirs, bien qu'ils fussent très bien doués à tous les points de vue. A côté de femmes d'une humble condition, on verra figurer, dans les recueils de causes célèbres, des accusées appartenant aux plus hautes classes de la société. Assurément, beaucoup d'hommes et de femmes honnêtes sont loin d'avoir autant d'intelligence que beaucoup de criminels. Que de crimes restent inconnus grâce à l'habileté avec laquelle les malfaiteurs se dérobent aux recherches de la justice!

J'ajoute que la faiblesse d'esprit, loin de conduire au crime en préserve souvent. « Il y a dans quelques hommes, dit La Bruyère, une certaine médiocrité d'esprit qui contribue à les rendre sages[1]. »

découvertes de la mélinite, de la roburite qui, suivant l'expression de M. de Bismarck, amèneront une saignée à blanc des peuples qui se feront la guerre, comment ne pas remarquer les facilités que la chimie donne aux malfaiteurs pour l'accomplissement de leurs crimes? Que nous réservent les nouveaux produits explosibles dans les prochaines révolutions?

[1] *De l'homme.*

L'esprit a ses dangers. L'homme d'un esprit délié est quelquefois tenté de duper les simples d'esprit, tandis que suivant l'observation de M. Manouvrier, la faiblesse d'esprit rend l'homme souvent inoffensif. « La niaise est préservée du vice par son esprit borné[1]. »

Il est vrai que l'on rencontre quelquefois certaines bizarreries de caractère chez des hommes qui sont déclarés par la justice responsables de leurs actes. Mais faut-il déclarer irresponsables tous les hommes qui ont quelque signe de dégénérescence? Parmi les dégénérescences de l'ordre physique, les médecins signalent notamment l'asymétrie de la face; la bouche grande, les dents irrégulières, les oreilles mal plantées, l'absence du lobule de l'oreille, etc. Ces signes sont-ils vraiment caractéristiques d'un état mental qui ne peut se concilier avec la responsabilité? Le juge devra-t-il voir nécessairement un dégénéré dans le prévenu qui aura la bouche grande, les dents irrégulières et les oreilles mal plantées? Est-ce par ces signes extérieurs qu'il appréciera l'intelligence et la volonté? N'est-il pas plus sage de les mesurer par leurs manifestations, c'est-à-dire par les actes, par les paroles du prévenu, par l'ensemble de sa conduite? Quant à moi je partage entièrement l'avis de Flourens qui disait : « Les facultés intellectuelles ne se prouvent que par elles-mêmes[2]. » On a tiré des conséquences tellement excessives des signes de dégénérescence physique que M. Lombroso lui-même ne peut s'empêcher de signaler l'abus qui en a été fait. « Il me serait facile d'expliquer la genèse du mal, en me réunissant à cette phalange d'aliénistes qui soutiennent le concept de la dégénérescence somatique et psychique qui fait suite à l'hérédité morbide et qui irait en progressant toujours dans la suite des générations jusqu'à la stérilité. Cette école exagère même ce concept au point de se contenter d'un seul des signes de dégénérescence, même du plus insignifiant, de l'organisme pour en admettre l'existence[3]. »

Sans doute les caractères physiques ont une grande importance lorsqu'il s'agit d'apprécier l'intelligence, les facultés morales de l'homme; mais « il ne faut pas demander aux caractères physiques plus qu'ils ne peuvent donner et leur attribuer des significations qu'ils n'ont pas[4] ». De même que, « à s'en tenir aux faits, tout concourt à prouver qu'il n'existe aucun rapport réel entre la supériorité fondamentale d'une race et ses caractères physiques[5] », de

[1] Euripide, *Hippolyte*.
[2] *Des études vraies sur le cerveau*, p. 228.
[3] *L'homme criminel*, p. 658.
[4] M. de Quatrefages, *Introd. à l'étude des races humaines*, p. 191.
[5] *Ibid.*, p. 192.

même pour l'appréciation de la valeur intellectuelle et morale des hommes, il sera plus sage de la juger par ses manifestations que par la forme de l'oreille ou des dents.

D'où vient le désaccord qui se manifeste sur cette question entre quelques médecins et les magistrats? A mon avis des deux causes suivantes : 1° les observations des médecins ont porté sur les criminels déjà condamnés qui sont abrutis par le crime et la détention; 2° les aliénistes chargés par la justice d'examiner les criminels ne voient que ceux dont l'état mental paraît anormal; constatant sur eux des anomalies, ils ont une tendance à généraliser les particularités qu'ils ont faites dans quelques cas exceptionnels.

C'est avant sa condamnation que le criminel doit être observé. Il ne faut pas se contenter de l'étudier quand il est détenu. La prison n'est pas un milieu favorable à la santé physique et morale. Les vices qui se développent dans des maisons de détention, la tristesse et le découragement que produit la privation de la liberté; le sentiment de l'infamie encourue accentuent la déchéance morale et physique, la suite de la vie de désordres que le condamné a menée souvent avant sa condamnation. Même chez un homme qui subit une première condamnation après avoir occupé une situation honorable dans le monde, la détention, le sentiment de l'honneur perdu, les souffrances morales qui en résultent, suffisent pour le jeter dans un affaissement qui le rend méconnaissable. J'en ai vu des exemples. C'est à l'instruction, dans l'interrogatoire, dans les confrontations avec les témoins que le véritable caractère de l'accusé apparaît parce qu'il n'a pas encore été déformé par la détention. Le magistrat qui scrute ses antécédents, qui entend non seulement les témoins du crime, mais tous ceux qui peuvent l'éclairer sur le passé de l'accusé, se rend très bien compte de la passion qui l'a insensiblement conduit au crime. Il constate alors que le criminel n'est point un dégénéré, mais un homme intelligent et bien portant. Ce n'est que parmi les vagabonds et les mendiants que j'ai rencontré quelques dégénérés. Il y a, en effet, plusieurs catégories de vagabonds; la plupart sont dangereux et passent du vagabondage au vol et aux autres actes criminels. Mais quelques-uns sont d'une intelligence et d'une volonté très faibles, possédés par la manie d'errer, manquant d'énergie et d'aptitude pour le travail; ceux-là sont inoffensifs. Au lieu de les condamner à quelques semaines d'emprisonnement, peines trop courtes pour avoir une efficacité, il serait plus sage et plus humain de leur faire contracter des habitudes de travail et de vie régulière dans des ateliers spéciaux comme il en a été créé dans quelques cantons de la Suisse. Mais en exceptant cette catégorie très restreinte de vagabonds, dont le délit d'ailleurs ne consiste que dans une contravention, il est impossible de voir des dégénérés dans les criminels qui comparaissent devant les tribunaux correctionnels ou devant les cours d'assises. La paresse, la débauche, la cupidité, la haine, l'amour du plaisir, sont les véritables causes de la criminalité et non les dégénérescences physiques et morales.

Est-ce à dire que tous les hommes soient également doués d'intelligence et de volonté, que leur responsabilité morale soit la même? Assurément non, et voilà pourquoi la loi permet par l'application des circonstances atténuantes de proportionner la peine à la responsabilité qui varie suivant l'âge, le sexe, l'éducation, le milieu, et mille autres circonstances. Gall, qui n'est pas seulement l'inventeur d'une phrénologie fantaisiste, mais un physiologiste éminent et un moraliste souvent judicieux, a eu raison de faire observer que la culpabilité morale dépend souvent beaucoup de l'organisation[1]. L'article 463 du code pénal autorise le juge à en tenir compte. Il est certain que les facultés intellectuelles et morales sont très inégalement réparties entre les hommes. Cette inégalité des facultés est bien autrement affligeante que l'inégalité des fortunes et des situations sociales! Elle se manifeste souvent dès l'enfance; on voit des enfants dociles, laborieux, affectueux, et d'autres indociles, paresseux, égoïstes. Cette inégalité est souvent naturelle; souvent aussi, il ne faut pas l'oublier, elle est le résultat de mauvaises habitudes, qui obscurcissent l'intelligence, dépravent le cœur et affaiblissent la volonté. Combien d'enfants qui naissent bien doués deviennent paresseux et méchants par leur faute, par suite de quelque vice qui ruine leur corps et leur âme!

Quel terrible problème pour le magistrat, lorsqu'il a à juger un prévenu dont les facultés morales sont peu développées alors qu'il tient de la nature de mauvais instincts! Combien la responsabilité morale du prévenu est alors difficile à apprécier! J'ai entendu quelquefois reprocher au petit nombre de prévenus qui se trouvent dans ce cas, non pas la prédominance de leurs mauvais instincts sur les bons, mais l'existence même de ces mauvais instincts. Ce reproche est-il fondé? Est-il juste de reprocher à un prévenu les mauvais instincts qu'il tient de la nature? Sans doute, dans la plupart de ces cas exceptionnels, ce prévenu, par un meilleur emploi de sa vie, par un usage mieux entendu de ses forces morales, aurait pu vaincre ses mauvais penchants et faire prédominer les bons, dont il n'était pas dépourvu. Rarement la lutte est impos-

[1] *Physiologie du cerveau*, t. II, p. 142.

sible. Mais combien la lutte contre les mauvais penchants est difficile pour celui qui souvent, par la faute de ses parents, apporte en naissant une nature ingrate! Loin de voir dans ces mauvais instincts une cause d'aggravation, j'y vois au contraire un puissant motif d'atténuation[1].

Mais lorsque par suite d'une conformation cérébrale défectueuse, le discernement et le libre arbitre ne sont plus assez développés pour entraîner la responsabilité, que le magistrat n'hésite pas à acquitter et à mettre en pratique cette parole du Christ à son père : « Pardonnez-leur, Seigneur, parce qu'ils ne savent pas ce qu'ils font. » Lorsque l'accusé n'a pas su ou n'a pas voulu librement ce qu'il a fait, lorsque sa responsabilité morale n'est pas clairement établie, en matière de crime et de délit de droit commun, son acquittement s'impose, au regard de la loi pénale comme au regard de la loi morale.

Folie. — J'arrive à un sujet qui, pour être traité complètement, exigerait des développements considérables. Je me propose de ne l'aborder aujourd'hui que par les grandes lignes qui le rattachent à la justice criminelle[1].

C'est à la médecine que revient l'honneur d'avoir établi que la folie est une maladie du cerveau. « C'est par le cerveau que nous sommes fous », a dit Hippocrate. Cette vérité que la folie a son siège dans le cerveau a été pendant longtemps méconnue. M. Flourens prétend que c'est à Gall que revient le mérite de l'avoir rétablie. Je crois que c'est là une erreur, car, dans le *Droit criminel* de Muyart de Vouglans (p. 55), je lis les lignes suivantes : « Déjà Zacchias, dans ses questions medico-légales, disait que la folie doit se prouver surtout par le rapport des médecins, parce que *la folie est une maladie du cerveau* que le médecin est plus en état de connaître que tout autre. »

Les anciens, et particulièrement les Romains, avaient déjà compris que la folie exclut la responsabilité pénale. M. le docteur Cullerre, dans un traité tout récent sur les maladies mentales (p. 557), a écrit que « l'irresponsabilité légale des aliénés ne commença à être admise qu'au dix-huitième siècle ». Dans son *esquisse d'une morale sans obligation ni sanction*, M. Guyau a dit aussi qu' « il y a un siècle à peine, avant Pinel, l'instinct populaire voulait qu'on les punît (les fous) comme tous les autres coupables » (p. 171). C'est là une erreur. En effet, la loi romaine exonérait de toute responsabilité l'aliéné. Voici quelques textes du *Digeste* qui ne laissent aucun doute à cet égard : *Sane sunt quidam qui facere*

[1] Puffendorf, *Droit de la nature humaine,* liv. VIII, chap. III, § 21.

(injuriam) non possunt, ut puta furiosus et impubes, qui doli capax non est; namque hi pati injuriam solent, non facere; cum enim injuria ex affectu facientis consistat, consequens erit dicere hos, sive pulsent, sive convicium dicent, injuriam fecisse non videri [1]. Dans le livre XLVIII (t. VIII, § 12), du *Digeste, ad legem Corneliam*, on lit encore ce qui suit : *Infans vel furiosus, si hominem occiderit, lege Cornelia non tenentur : cum alterum innocentia consilii tuetur, alterum fati infelicitas excusat.* Ainsi, la loi romaine, pleine de pitié pour l'aliéné, l'assimilait à l'enfant, l'exonérait de toute responsabilité, même en cas d'homicide et trouvait qu'il était déjà assez puni par le malheur de son état. Allant plus loin encore, elle affranchissait l'aliéné de toute responsabilité civile : *Et ideo quærimus si furiosus damnum dederit, an legis Aquiliæ actio sit? Et Pegasus negavit : quæ enim in eo culpa sit cum suæ mentis non sit! Et hoc est verissimum*, ajoute Ulpien. (*Ad legem Aquiliam*, l. IX, t. II.) La raison de cette décision donnée par le jurisconsulte romain est profondément philosophique et dictée par une sagesse admirable : l'aliéné n'a commis aucune faute, puisqu'il est privé de sa raison et de son libre arbitre, et qu'il ne peut y avoir ni délit ni quasi-délit sans une faute. Cette théorie est aujourd'hui encore celle du code civil (art. 1382) et elle a reçu l'approbation des plus grands jurisconsultes [2].

Platon aussi exonérait l'aliéné de toute responsabilité pénale, mais le condamnait à la réparation du dommage qu'il avait causé : « Il peut arriver, dit-il, que l'on commette quelqu'un de ces crimes dans un accès de folie, ou par l'effet de quelque maladie, ou d'une vieillesse décrépite, ou d'une imbécillité qui ne diffère en rien de l'état d'enfance. Si les juges choisis pour prononcer sur ces crimes viennent à connaître que c'est là ce qui y a donné occasion..... ils le condamneront à la simple réparation du dommage qu'il a pu causer, et lui feront grâce de tous les châtiments [3]. »

Dans l'ancien droit français, la folie était, en règle générale, une cause d'irresponsabilité [4]. Muyart de Vouglans [5], après avoir recommandé aux magistrats de bien s'assurer que le crime a été commis dans la folie, ajoute ce qui suit : « Si la folie continue de manière à ne pouvoir plus espérer aucun amendement, il faut, ou le transférer dans l'hôpital des fous, ou le mettre à la garde de ses

[1] L. II, § 1, *De injuriis*.

[2] Pothier, *Traité des obligations*, nº 118. — Demolombe, t. VIII, *Des obligations*. — Larombière, Aubry et Rau, sous l'art. 1382.

[3] *Les Lois*, livre IX.

[4] Jousse, t. II, p. 620.

[5] *Institut au droit criminel*, p. 53.

parents [1]. » On trouve dans Jousse (t. II, p. 620) un arrêt du Parlement du 24 avril 1676 qui consacre le principe général de l'irresponsabilité de l'aliéné : « Sur l'appel d'une condamnation à mort, et après des informations de démence, le Parlement ordonne que l'accusé sera remis entre les mains de ses parents pour être gardé et renfermé et leur fait défense de le laisser vaguer, à peine d'en répondre, et de tous dommages et intérêts. » Il est vrai que, par une contradiction singulière avec le principe qu'il venait de poser, l'ancien droit français ne voyait pas dans la folie une cause d'irresponsabilité en matière de crime de lèse-majesté divine et de parricide.

Lorsque l'état mental d'un accusé doit être apprécié, le bon sens ne suffit pas pour cela; il a besoin d'être aidé par des études spéciales que font les médecins. Il n'y a pas de questions plus difficiles à résoudre que les questions de responsabilité morale. Il n'y en a pas dont les conséquences soient plus graves. Si on frappe d'une condamnation flétrissante l'auteur d'un acte criminel, qui est, en réalité, irresponsable, par suite d'un état morbide; si on enlève la liberté et l'honneur à un infortuné malade, peut-on imaginer quelque chose de plus effroyable en ses conséquences qu'une pareille condamnation? Par contre, si on prend pour un malade un véritable criminel, la sécurité sociale n'est-elle pas compromise par l'impunité du coupable? Lorsque, dans ces circonstances difficiles, j'ai eu à me demander avec anxiété si j'avais en face de moi un homme méchant à punir, ou bien un malade à faire soigner, j'ai toujours été heureux de trouver dans les lumières d'un médecin aliéniste un concours d'un prix inestimable.

Faut-il aller plus loin, et, parce que les magistrats et les jurés n'ont pas fait d'études spéciales sur les maladies mentales, faut-il décider que le rapport médico-légal de l'expert-médecin doit constituer la chose jugée, et s'imposer aux juges criminels comme une décision irrévocable? Cette proposition a été présentée par M. Puglièse, au Congrès d'anthropologie criminelle, tenu à Paris, en 1889.

Je commence par reconnaître qu'il est très regrettable que les magistrats, et notamment les juges d'instruction, n'aient pas été obligés d'étudier les maladies mentales. Maintes fois j'ai constaté les inconvénients qui résultent de cette ignorance. Un magistrat qui ignorera que l'aliénation mentale peut se concilier avec la préméditation, la ruse, l'habileté de la défense, — que l'aliéné, en général, repousse le soupçon et l'excuse de la folie, — que l'épilepsie peut être une cause d'irresponsabilité dans certains cas,

[1] P. 54.

pourra juger un examen médico-légal superflu et conclure à tort à l'intégrité des facultés mentales, sur des indices qui sont sans valeur. Il me paraît difficile qu'un magistrat puisse remplir dans toute son étendue la très difficile mission qui lui est confiée, s'il n'a pas fait une étude des maladies mentales; cette étude est même nécessaire pour savoir dans quel cas il faut provoquer l'expertise.

On sait qu'en 1865, cinquante-quatre médecins d'asiles d'aliénés, émus de la persistance des juges anglais à faire dépendre la responsabilité morale de la notion du bien et du mal, signèrent une déclaration pour combattre cette erreur. Aujourd'hui n'y a-t-il pas encore des magistrats, ailleurs qu'en Angleterre, qui croient que la notion du bien et du mal exclut l'aliénation? Ne pense-t-on pas aussi généralement, en dehors du monde médical, que le regret du crime ne peut jamais exister chez l'aliéné? Aussi, dans l'intérêt de la justice, je verrais de grands avantages à la création, près les facultés de droit, d'un cours obligatoire sur les maladies mentales. Les études de droit, qui sont un peu sèches et abstraites, deviendraient ainsi plus vivantes si elles étaient complétées par des études philosophiques sur la folie. Il ne faut point oublier que ces jeunes étudiants deviendront un jour des magistrats ayant la très délicate mission de distinguer la perversité de la maladie et que, même dans des affaires civiles fort importantes, ces magistrats auront à statuer sur des demandes d'interdiction ou de nullité de testament fondées sur l'insanité d'esprit. Pour juger ces très graves et très difficiles problèmes de responsabilité, la connaissance du droit romain ne suffira pas. Est-il téméraire de supposer que le temps employé à concilier des passages inconciliables de jurisconsultes romains serait plus utilement employé à la connaissance de l'homme?

Au dernier congrès d'anthropologie criminelle, sur la proposition de M. le docteur Lacassagne, l'assemblée a émis un vœu pour l'introduction de la médecine légale dans les Facultés de droit. J'approuve entièrement cette proposition qui a reçu aussi l'approbation de M. Van Hamel, professeur à la Faculté de droit d'Amsterdam[1].

[1] Faut-il aller jusqu'à la création d'une école de magistrats chargés exclusivement de rendre la justice criminelle? M. Tarde l'a proposé. Mais cette scission entre la magistrature civile et la magistrature criminelle ne me paraît ni désirable ni pratique. Est-ce que dans les affaires civiles d'interdiction, de conseil judiciaire, de nullité de testament pour insanité, le juge civil n'a pas comme le juge criminel, à apprécier des questions de responsabilité? Dans les tribunaux et les cours composés d'une seule chambre, la spécialisation des fonctions judiciaires est en outre impossible.

Mais il me paraît impossible d'admettre que le juge soit lié par le rapport médico-légal, que l'avis des médecins experts s'impose comme une décision. Il est de principe que le juge n'est jamais lié par l'expertise. S'il devait l'être, il serait plus simple de le faire remplacer directement par l'expert et de faire remplir les fonctions judiciaires par des médecins. Quelques médecins, La Mettrie, déjà au dix-huitième siècle, l'ont proposé. De même que la physiologie veut absorber la psychologie, l'hygiène la morale, l'anthropologie la philosophie, la médecine légale, d'après quelques aliénistes, devrait supplanter la justice, ou tout au moins lui imposer ses décisions. Le médecin deviendrait ainsi, dans la société moderne, ce qu'était le prêtre à l'origine des sociétés, lorsqu'il était en même temps législateur et juge. Quelle que soit la profonde estime que les psychologues, les moralistes, les philosophes et les jurisconsultes professent pour les médecins, je ne les crois point disposés à se laisser absorber par eux. L'union de toutes les sciences morales et juridiques avec la science de l'homme physique est assurément très utile; Mittermaier, Holtzendorf, la recommandaient avec raison. Grâce à cette union de la justice et de la médecine, les difficiles problèmes de la responsabilité seront plus complètement élucidés, mais à la condition que chacune reste dans son rôle. C'est ce que comprennent parfaitement les médecins judicieux qui résistent à cet esprit d'envahissement vraiment excessif de quelques-uns de leurs confrères. « Le médecin, dit le docteur Morel (de Rouen), ne doit pas sortir de son rôle d'expert et se substituer au juge[1]. » M. Brouardel, au congrès de Paris, a émis le même avis.

Toutefois, afin de renforcer l'autorité du rapport médico-légal en matière d'aliénation mentale, je crois qu'il serait utile de ne confier ces expertises qu'à un aliéniste directeur d'un asile et, au besoin, de faire contrôler son rapport par la Société de médecine légale de Paris. Les rapports qui sont dressés par un médecin ordinaire manquent quelquefois de science et d'autorité. En outre, lorsque des opinions contradictoires se produisent pendant l'instruction, il serait utile d'avoir l'avis d'une commission de savants en laissant toujours, bien entendu, la décision définitive aux tribunaux criminels. Je sais bien qu'on reproche aux magistrats et aux jurés de trop resserrer le cercle des maladies mentales, de ne pas faire la part assez large à la maladie. Ce reproche n'est pas toujours immérité. Le jury, surtout, ne se rend pas toujours un compte très exact des questions de responsabilité. Son verdict est quelquefois influencé (je l'ai vu) par la crainte de voir retourner dans la

[1] Procès Charinski, p. 20.

société l'accusé qu'il déclarera irresponsable [1]. Mais, d'autre part, quelques médecins ne vont-ils pas trop loin en voyant des fous dans presque tous les criminels? C'est ainsi que M. le docteur Buchner trouve qu'il n'y a rien d'exagéré dans le rapprochement établi entre le crime et la folie [2]. M. le docteur Maudsley écrit que « les médecins aliénistes sont parfois accusés, et pas toujours injustement, d'être trop enclins à confondre l'excentricité avec l'insanité, et de voir la maladie là où des personnes moins prévenues ne parviennent à découvrir rien d'anormal [3] ». Et cependant, il voit une parenté très étroite entre la criminalité et la folie [4], et croit que le criminel est fatalement poussé au crime par son organisation morbide ou défectueuse. Pour M. le docteur Virchow, les criminels sont des aliénés en voie de formation. On en est venu à voir des fous partout; des médecins ont écrit que Socrate, le plus sage des hommes, était un fou; que Jeanne d'Arc, la plus admirable des femmes, était une folle. Il est vrai que, pendant que les hommes de génie, les héros et les saints sont déclarés atteints d'aliénation mentale, on s'empresse de soustraire les grands criminels historiques au mépris et à l'indignation en les représentant comme des fous. Si Néron, Caligula, Carrier, Fouquier-Tinville, si les assassins et les incendiaires de la Commune ont commis tant de crimes, c'est parce que, « dénués des facultés morales qui donnent la raison, ils étaient dans l'état psychique constitutif de la folie, en présence des pensées et des désirs inspirés par leurs mauvais instincts [5] ». On a beau ajouter ensuite que ce sont des fous dangereux, des monstres de l'ordre moral, des êtres incomplets, par cela seul qu'ils sont fous et, par suite, irresponsables,

[1] On sait que l'accusé acquitté comme irresponsable est mis à la disposition de l'autorité administrative qui le fait examiner de nouveau par un médecin spécial et placer, s'il y a lieu, dans un asile d'aliénés. Mais qu'arrive-t-il quelquefois? Le nouveau médecin commis par le préfet peut déclarer responsable l'accusé acquitté qui avait été jugé irresponsable par le médecin commis par le juge d'instruction; et alors l'accusé qui est un homme dangereux est remis en liberté. J'ai vu ce désaccord se produire et amener le résultat fâcheux que je signale. Pour le faire cesser, je crois que la loi devrait prescrire le placement dans un asile de tout individu qui ayant commis un crime serait jugé irresponsable. En outre, même lorsque l'accusé acquitté est placé dans un asile, il peut revenir, en apparence, à la santé; par suite le directeur de l'asile est tenu d'émettre un avis favorable à la sortie, sous peine d'être accusé de séquestration arbitraire. Voilà encore un homme dangereux rendu à la société, où il peut commettre de mauvais méfaits.

[2] *Force et Matière*, p. 500.

[3] *Le Crime et la Folie*, p. 54.

[4] *Ibid.*, p. 57.

[5] *De la Folie*, par le docteur Despine, p. 637.

ce ne sont plus des criminels, mais des malheureux dignes de pitié. Lorsqu'on voit cette tendance à rabaisser les hommes de génie et les nobles âmes et à s'attendrir sur les malfaiteurs, n'est-on pas tenté de dire que nous vivons à une époque de sophismes? N'est-ce pas une époque de décomposition morale et intellectuelle celle où le génie, la vertu et le crime sont considérés comme des névroses ou des phénomènes naturels?

Cette tendance à assimiler le crime à la folie se manifeste presque à chaque exécution. Aussitôt qu'un criminel est exécuté, des médecins viennent affirmer que la justice a commis une erreur déplorable et qu'elle a frappé un aliéné. C'est ainsi qu'un professeur de l'Ecole de médecine de Marseille croit pouvoir affirmer que le crime de Menesclou, exécuté en 1880, est le résultat de l'aliénation mentale [1]. Or le même Menesclou avait été examiné par trois médecins de Paris, MM. les docteurs Lassègue, Brouardel et Motet, qui l'avaient trouvé parfaitement responsable [2]. Lorsque trois experts aussi distingués, qui ont examiné le criminel de son vivant, viennent affirmer sa responsabilité, il me semble que leurs confrères, qui n'ont pas examiné l'accusé, devraient peut-être apporter un peu plus de réserve dans l'appréciation différente qu'ils formulent. Avant d'affirmer que la justice a condamné à mort un infortuné malade, qui était irresponsable, avant d'ébranler ainsi le respect dû aux décisions judiciaires et de jeter le trouble dans la conscience publique, peut-être serait-il utile de faire connaître que la décision de la justice était appuyée sur le rapport de MM. Lassègue, Brouardel et Motet. Or le professeur de Marseille qui affirme l'irresponsabilité de Menesclou ne mentionne pas ce rapport et fonde son opinion sur les résultats de l'autopsie faite par M. le docteur Chudzinski, qui a constaté, sur le cerveau de Menesclou, un ramollissement de la substance corticale et un épaississement des méninges.

Ce n'est pas la première fois que des opinions contradictoires se produisent chez les médecins à la suite de l'autopsie des condamnés exécutés et de la constatation, sur leur cerveau, de signes de méningite. MM. Broca et Robin ayant fait cette constatation, en 1867, sur le cerveau de Lemaire, en ont conclu qu'il était aliéné. Mais Pruner-Bey a combattu ces conclusions en se fondant sur de nombreuses expériences de Lelut, desquelles il résulte que l'adhérence de la pie-mère à la substance corticale se produit par le fait seul de la décapitation. Le même débat contradictoire s'est produit à la

[1] *Archives d'anthropologie criminelle*, 1889, p. 303.

[2] Voy. leur rapport dans les *Annales d'hygiène et de médecine légale*, 1880, p. 445.

suite de l'autopsie de Prunier. M. Maximin Legrand ayant trouvé sur son cerveau à peu près la même lésion que sur Lemaire en a conclu à l'aliénation, tandis que M. Decaisne a pensé que ce criminel n'était qu'un ivrogne et non un aliéné [1]. Il ne faut donc pas conclure de l'adhérence des méninges, constatée quelquefois chez les guillotinés, à l'aliénation des criminels.

D'une manière générale, suivant l'observation de MM. les docteurs Foville, Delasiauve, Châtelain et Brouardel « la découverte à l'autopsie de telle ou telle altération anatomique du cerveau ne suffit pas pour établir *a posteriori* l'existence d'une aliénation mentale latente pendant la vie [2] ». Quelques maladies mentales, il est vrai, la paralysie générale notamment, se manifestent à l'autopsie par des lésions cérébrales spéciales. Mais il en est un grand nombre qui n'entraînent pas de lésions ou du moins on ne les a pas trouvées, si elles existent. En outre, on peut quelquefois trouver à l'autopsie les mêmes lésions chez les aliénés et chez des hommes sains d'esprit. Ainsi, on a trouvé sur le cerveau de Dupuytren la trace de plusieurs foyers apoplectiques, semblables à ceux trouvés sur le cerveau de l'aliéné Sandon [3]. Aussi les médecins prudents se gardent-ils bien de conclure de telle ou telle lésion observée à l'autopsie à l'aliénation mentale. M. le docteur Delasiauve déclare que l'autopsie lui a fait découvrir des lésions, des défectuosités cérébrales très diverses « sans que, pendant la vie, l'individu ait présenté le moindre désordre mental [4] ».

La question que j'examine en ce moment ayant une importance capitale et la conscience publique ayant été souvent troublée par les affirmations téméraires de quelques médecins qui se hâtent d'affirmer l'aliénation du criminel guillotiné d'après quelques lésions ou défectuosités cérébrales, je crois utile d'invoquer encore le témoignage considérable de deux médecins distingués, MM. les docteurs Brouardel et Châtelain. M. Brouardel estime que, en règle générale, les lésions anatomiques sont un des éléments qu'on peut invoquer pour démontrer qu'un individu était aliéné, mais que l'existence d'une pachy-méningite démontrée par l'autopsie ne permet pas de conclure à l'aliénation, en dehors des témoignages fournis par les actes, les écrits et les paroles pendant la vie [5]. Voici aussi l'opinion de M. le docteur Châtelain : « Sauf peut-être la paralysie générale et la démence sénile, dans lesquelles le cer-

[1] *Annales d'hygiène et de médecine légale*, 1880, p. 334.
[2] Foville, *Annales d'hygiène et de médecine légale*, 1880, p. 334.
[3] *Annales médico-psychologiques*, 1876, p. 120.
[4] *Ibid.*, 1881, p. 293.
[5] *Ibid.*, 1885, p. 438, 439.

veau est dès l'abord atteint d'une irrémédiable destruction de ses éléments, ni la folie proprement dite dans son ensemble, ni ses différentes formes ne sont liées à des altérations spécifiques et toujours égales à elles-mêmes de l'encéphale, et il est impossible de dire au seul vu d'un cerveau sur une table d'autopsie que son porteur était atteint de telle ou telle forme de psychose. Nous allons même plus loin et posons comme principe que, pour apprécier l'état mental d'un individu, on peut se passer de son cerveau, mais qu'en revanche, avec celui-ci sous les yeux, on ne peut se passer de l'examen psychologique[1]. »

Détenus aliénés. — Des médecins, ayant constaté quelques cas d'aliénation mentale parmi les détenus, en ont aussitôt tiré la conclusion que les criminels étaient des aliénés. Oui, quelques détenus deviennent aliénés; faut-il s'en étonner? Puisque les hommes qui mènent une vie régulière sont exposés à perdre la raison, quoi d'étonnant que des malfaiteurs, ayant souvent des habitudes d'alcoolisme et de débauche, soient atteints du même malheur? Pourquoi les criminels seraient-ils à l'abri des maladies mentales qui atteignent les honnêtes gens?... Il est bien évident que les habitudes d'intempérance, de débauche, contractées par les criminels, amènent une déchéance physique et intellectuelle, et je ne trouve rien de surprenant à ce que les malfaiteurs détenus soient plus souvent atteints d'aliénation mentale que les honnêtes gens. Le meilleur préservatif de la folie est dans une vie régulière et morale.

D'ailleurs, il faut noter que le nombre des détenus qui deviennent aliénés n'est pas très considérable. Des statistiques dressées par Casudet, Lelut, Sauze, médecins aliénistes, et résumées par M. le docteur Jacoby, il résulte que le nombre des aliénés est de moins de 1 pour 100 et celui des épileptiques de 0,821 pour 100 de la population totale des établissements pénitentiaires. Si sur 100 détenus on ne trouve que 1 ou 2 aliénés et si 98 ne sont pas aliénés, comment peut-on dire que les criminels sont des aliénés? M. le docteur Hurel, médecin de la maison centrale de Gaillon, a trouvé une proportion encore moins grande d'aliénés. En sept années et sur une population totale de 5570, il n'a eu à soigner que 12 cas de folie, ce qui fait une proportion de 2 pour 1000[2].

L'énormité des crimes n'est pas une preuve de folie. — Lorsqu'un crime monstrueux est connu, on se demande quelquefois s'il n'est pas l'acte d'un fou. La folie, en effet, inspire des actes horribles de férocité et de lubricité.

[1] *Annales médico-psychologiques*, 1885, p. 427.
[2] *Annales d'hygiène et de médecine légale*, 1880, p. 435.

Toutes les fois qu'un de ces actes sera commis, faut-il supposer qu'il ne peut émaner d'un homme sain d'esprit? L'expérience judiciaire nous apprend que les crimes les plus odieux, les plus répugnants peuvent être accomplis par des hommes qui ne sont pas aliénés. La dépravation humaine n'a pas de limites; elle peut inspirer les actes les plus extraordinaires et faire descendre l'homme bien au-dessous de la brute. « Il n'est, en réalité, dit M. le docteur Morel, actes si dépravés commis par les aliénés, et je n'en excepte pas même la violation des cadavres, qui n'aient été accomplis par des individus jouissant de leur raison[1]. »

Quoi de plus monstrueux que le parricide! Est-il possible qu'un homme sain d'esprit tue son père pour le voler? Hélas! oui, cela est possible; ce forfait est quelquefois même commis par des fils intelligents, instruits, appartenant à de très honorables familles. J'en ai vu des exemples. Platon a parfaitement expliqué comment un jeune homme, ivre de plaisirs, dépravé par « les fêtes, jeux, festins, débauches et plaisirs de toute espèce, » se laissant dominer par « la foule de désirs qui s'agitent dans son âme comme dans leur nid, en arrive à tuer son père. « Ses revenus, s'il en a, seront bientôt épuisés... Après cela viendront les emprunts... Il voudra mettre la main sur ce qui reste de patrimoine à son père et à sa mère... Et si ses parents refusent de se prêter à ses désirs, n'essayera-t-il pas d'abord contre eux le larcin et la fraude?... Si cette voie ne lui réussit pas, n'aura-t-il pas recours à la rapine et à la force ouverte?... S'ils s'opposent à sa violence, s'ils résistent, respectera-t-il leur vieillesse?... J'ai grand sujet de craindre pour les parents de ce jeune homme. — Ainsi, pour une courtisane qu'il aime d'hier et par caprice, tu crois qu'il irait jusqu'à porter la main sur son père ou sur sa mère, sans égard pour leur grand âge? Je n'en doute nullement[2]. »

Ces crimes monstrueux pouvant être commis par des aliénés ou par des hommes ayant la raison, d'après quelle règle la justice pourra-t-elle reconnaître s'ils émanent d'un homme dépravé ou d'un fou. Le concours d'un médecin aliéniste est dans ces cas indispensable à la justice. S'il est des médecins qui agrandissent sans mesure le cercle des maladies mentales, il en est d'autres et ce ne sont pas les moins distingués qui distinguent avec soin le crime de la folie par les caractères morbides qui sont spéciaux à la folie. En effet, suivant l'expression de M. le docteur Morel : « La folie est une maladie; un abîme la sépare du crime et de la simple passion. » M. le docteur Christian dit de même : « Entre l'homme raisonnable,

[1] *Annales médico-psychologiques,* 1864, p. 260.

[2] *République*, liv. IX.

fût-il infiniment peu raisonnable, et l'aliéné il y a un abîme, il y a une différence du tout au tout constitué précisément par un état pathologique complexe, nouveau, auquel seul on peut reconnaître la folie[1]. » Le médecin seul, par ses études spéciales, peut reconnaître cet état pathologique, mais il est d'autres signes, d'autres circonstances, qui peuvent aider le magistrat à distinguer le crime de la folie :

1° Avant le crime a-t-on remarqué chez l'accusé un changement complet de caractère : c'est une présomption de folie : « L'homme commence à être malade lorsqu'il vient à différer de lui-même[2]. »

2° L'auteur du crime a-t-il des complices ou non? Le fou n'a pas de complices : la folie en fait un être isolé, absorbé par les illusions de son cerveau.

3° A-t-il agi sans motif sérieux? Sans doute, il ne faut pas conclure d'un motif futile à la folie; on voit quelquefois des hommes très pervers commettre des crimes qui ne sont pas en rapport avec le mobile. Cependant la futilité du mobile qui a inspiré un crime énorme est souvent un indice de folie.

4° A-t-il frappé un ami ou un ennemi? Le fou tue les personnes qu'il aime le plus.

5° L'acte a-t-il été prémédité? Quelquefois, il est vrai, on voit des aliénés préméditer un crime. La préméditation peut donc se concilier avec la folie. Cependant, dans la plupart des cas, elle fait supposer l'intégrité de l'esprit.

6° A-t-il cherché à fuir ou bien n'a-t-il pas tenté de se soustraire à la justice? S'il reste tranquillement sur le lieu du crime sans prendre de précautions pour cacher sa culpabilité, il est à présumer que l'accusé n'est pas sain d'esprit.

7° Parle-t-il de l'acte criminel avec une indifférence absolue? Il est à présumer qu'il n'en sent pas l'odieux et que par suite il n'en est pas responsable. C'est ainsi que le nommé Salvabella, qui a dernièrement tué sa mère à Marseille, avec une horrible férocité, parce qu'elle lui reprochait d'être encore couché à dix heures du matin, racontait ce forfait avec la plus grande tranquillité d'esprit sans exprimer le moindre regret, disant qu'il serait obligé de recommencer, si le même reproche lui était adressé. Toutefois il faut bien se garder de conclure toujours de cette insensibilité morale à la folie. Ce n'est là qu'un élément d'appréciation qu'il faut rapprocher de beaucoup d'autres. La plupart de ces présomptions de folie se trouvent déjà très judicieusement mentionnées dans l'ouvrage d'un

[1] *Annales médico-psychologiques*, 1866, p. 149.

[2] Legrand du Saulle, *Annales médico-psychologiques*, 1863, p. 222. — Taylor, *Traité de médecine légale*, p. 856.

ancien jurisconsulte : « S'il arrive, dit Jousse, qu'un homme en tue un autre avec lequel il n'a eu aucun différend et sans aucun sujet; que cet homicide ait été commis en public, sans aucune querelle précédente, et que celui qui a fait le crime reste sur le lieu sans se cacher ni s'enfuir, alors on doit présumer que celui qui a fait le coup avait l'esprit aliéné dans le temps de l'action[1]. »

Théorie de M. le docteur Despine qui assimile le crime à la folie. — D'après ce médecin distingué, les criminels sont atteints d'une insensibilité morale qui les place dans un état psychique analogue à celui de la folie; ils ne sont ni libres ni responsables, parce qu'ils sont privés de sens moral. Cette insensibilité morale, incompatible avec le libre arbitre, n'est point le résultat de la maladie; elle doit être attribuée à l'organisme qui n'est point malade, mais infirme. Tandis que les aliénistes ne considèrent comme fous que les hommes présentant les signes pathologiques d'une maladie mentale, M. le docteur Despine assimile aux aliénés les criminels qui ont une bonne santé, parce que l'état psychique du criminel est le même que l'état psychique de l'aliéné. Dans cette théorie le crime dénote une anomalie psychique; l'auteur d'un empoisonnement est atteint d'une anomalie psychique; tous les crimes, en un mot, sont des anomalies psychiques. Lorsqu'un récidiviste assassine un bijoutier pour dévaliser son magasin, il est atteint d'anomalie psychique; lorsqu'un mari coupe la gorge à sa femme pour épouser sa maîtresse, il présente tous les signes d'une anomalie psychique congénitale, etc.

L'intelligence, ajoute M. le docteur Despine, ne manque pas aux criminels, mais le sens moral leur fait défaut; ils n'ont pas de pitié pour leurs victimes; ils n'éprouvent pas de remords. Cette absence de sens moral rend le criminel irresponsable, comme elle affranchit l'aliéné de toute responsabilité.

Sans doute, les sentiments moraux protègent l'homme contre la tentation du crime, et M. le docteur Despine a parfaitement raison de dire que l'homme normal doit avoir non seulement la connaissance du bien et du mal, mais de la répugnance pour le crime, et que celui qui resterait intelligent tout en ayant les facultés morales troublées cesserait d'être responsable. Cette séparation des facultés intellectuelles et des facultés morales est-elle possible? Oui, dans quelques cas très exceptionnels, extrêmement rares. M. le docteur Flemming dit en avoir observé un seul cas dans sa longue carrière, et M. le docteur Dagonnet dix à douze[2]. De plus cette folie morale « ne saurait exister longtemps sans s'accompagner, à certains

[1] T. II, p. 621.
[2] *Folie morale,* p. 9.

moments de troubles manifestes des facultés intellectuelles[1] ». Mais l'*imbécillité morale*, qui, d'après M. le docteur Despine, constitue la criminalité, n'est pas la folie morale des aliénistes. C'est une anomalie psychique qui ne se rattache pas à un état morbide. M. le docteur Maudsley dit, il est vrai, que le défaut de sens moral « est parfois la conséquence de la folie des parents... et qu'il y a des individus qui naissent privés de sens moral[2] ». Mais, d'après le médecin anglais, cette absence de sens moral est « la conséquence d'un vice d'organisation... et un des effets occasionnés de la folie dans la famille[3] ». La perversion du sens moral est un des premiers symptômes de l'insanité. M. le docteur Despine ne voit pas dans cette perversion du sens moral un symptôme d'un dérangement mental, mais un état naturel, indépendant de toute maladie. Au dix-huitième siècle déjà, La Mettrie avait soutenu une théorie analogue; il affirmait que quelques hommes naissent privés de sens moral, que cette absence de sens moral passait des parents aux enfants, même de la nourrice à ceux qu'elle allaite, que « ces malheureux ne sentent pas pour la plupart sur-le-champ l'énormité de leur action... que leur volonté est dépravée, leur conscience éteinte[4] ».

De nos jours, l'affirmation de M. Despine qu'il naît des hommes privés de sens moral, a été accueillie par l'école italienne d'anthropologie criminelle. Sur la foi des affirmations de M. Despine et de quelques autres médecins, qui citent des cas de véritable folie, M. Lévy-Bruhl, qui ne paraît pas avoir fait une étude personnelle des criminels, admet cette séparation des facultés intellectuelles et des facultés morales, en dehors de la maladie mentale, chez un certain nombre d'hommes intelligents, mais atteints d'insensibilité morale[5]. M. Beaussire lui-même, cet esprit si judicieux, après avoir écrit qu'on ne peut affirmer d'aucun homme qu'il soit né absolument incorrigible, admet l'existence de *délinquants nés*, voués à une vie criminelle par leur nature[6].

Qu'il y ait des hommes naissant avec des facultés morales troublées, cela paraît établi par les observations des aliénistes. Ces cas, déjà très exceptionnels, de perversion du sens moral sont des cas de folie véritable, qui ne tardent pas à être accompagnés de troubles des facultés intellectuelles. Mais la thèse de M. le docteur Despine est que, en dehors des cas de folie, cette séparation des facultés

[1] *Folie morale*, p. 9.
[2] *Le crime et la folie*, p. 57.
[3] P. 58.
[4] *L'Homme-machine*, p. 57, 59.
[5] *L'idée de la responsabilité*, p. 34.
[6] *Principes du droit*, p. 148.

intellectuelles et des facultés morales existe chez les criminels. Sur quoi se fonde cette affirmation que la nature, en donnant à des hommes l'intelligence, leur a refusé les sentiments moraux? Sur quelles preuves repose cette surprenante assertion que des êtres naissent avec une figure humaine, avec une intelligence ordinaire, et en même temps avec l'absence de sens moral? Est-ce sur l'observation directe des criminels? Non. M. le docteur Foville a déjà très judicieusement observé que la théorie de M. le docteur Despine « est purement psychologique, qu'elle a été construite de toutes pièces et qu'elle est étayée par l'interprétation systématique de récits presque exclusivement empruntés au journal le *Droit* et à la *Gazette des tribunaux* [1] ». M. le docteur Foville ajoute que cette théorie lui paraît fausse et dangereuse, et que ce n'est pas, d'ailleurs, « dans l'isolement du cabinet et par la seule analyse des journaux que l'on peut arriver à bien connaître les allures, le caractère, la valeur intellectuelle et morale des classes qui peuplent nos prisons ». C'est aussi mon avis. La connaissance des criminels ne peut s'acquérir que par l'observation directe des criminels, non pas seulement pendant leur détention, mais avant leur condamnation.

Pour répondre à la critique qui lui a été faite, M. le docteur Despine a, dans son nouvel ouvrage sur la folie, invoqué, à l'appui de sa thèse, des observations de M. le docteur Bruce-Thompson, médecin de la prison de Porth, où sont enfermés les récidivistes et les grands criminels. Je ne suis point étonné qu'on ait observé chez la plupart des malfaiteurs endurcis l'absence de tout remords, de tout sentiment moral. La répétition des actes criminels, les habitudes de débauche, de paresse, de violence, amènent une oblitération du sens moral, une dégradation physique et morale, qui avait déjà été observée par Aristote : « Ce sont les individus qui sont cause de cette dégradation, qu'ont amenée les désordres de leur vie... S'ils ont perdu la domination d'eux-mêmes, c'est leur faute, les uns en commettant de mauvaises actions, les autres en passant leur temps dans les débauches de la table et dans des excès honteux. Des actes répétés, en quelque genre que ce soit, impriment aux hommes des caractères qui correspondent à ces actes... Il dépendait d'eux, dès le principe, de n'être points tels qu'ils sont devenus, et c'est volontairement qu'ils se sont pervertis; mais une fois qu'ils le sont, il ne leur est plus possible de ne pas l'être. » De ce que l'on constate souvent chez un malfaiteur endurci l'absence du sens moral, M. le docteur Despine en conclut que cette insensi-

[1] *Annales d'hygiène et de médecine légale*, 1880, p. 424.

bilité morale a toujours existé, qu'elle est congénitale. C'est comme si l'on voulait nier l'existence des organes de la vision et de l'ouïe chez les hommes qui sont devenus aveugles et sourds.

La cécité morale, l'aveuglement moral, sont le résultat d'une vie criminelle. Lorsque l'insensibilité morale est constatée chez un malfaiteur endurci, il ne faut pas se hâter de conclure que cet homme doit être assimilé à un aveugle ou à un sourd de naissance, mais rechercher si cet homme n'a pas donné de preuves de sens moral avant ses condamnations et s'il n'est pas encore susceptible de se relever de sa déchéance. « Les hommes, dit un ancien philosophe chinois, Meng-Tsen, voyant le naturel de cet homme semblable à celui de la brute, pensent qu'il n'a jamais possédé la faculté innée de la raison. » Mais le philosophe ajoute aussitôt avec beaucoup de sens : « Sont-ce là les sentiments véritables et naturels de l'homme[1] ? » Voilà ce qu'il faut rechercher. Il ne faut pas confondre l'état normal et l'état morbide, l'état naturel d'un homme en santé et l'état d'un homme malade. Or l'expérience judiciaire établit : 1° que dans le passé des criminels on trouve souvent des années de vie régulière, des manifestations de bons sentiments ; 2° que, même chez les détenus, le retour au bien n'est pas impossible. Si l'homme criminel était poussé au crime par une imperfection cérébrale, sa criminalité serait constante, comme celle d'une bête malfaisante dont les instincts sont toujours les mêmes ; on ne pourrait pas plus la modifier qu'on ne peut altérer la couleur de l'Éthiopien[2]. Si on observe, au contraire, des changements de conduite, des alternatives de bonnes et de mauvaises actions, on est, ce me semble, obligé de reconnaître que la déchéance morale n'était pas une difformité morale congénitale. Tous ceux qui par leurs fonctions sont en contact avec les criminels savent qu'on ne peut affirmer d'aucun homme qu'il a toujours été invariablement mauvais et qu'il restera toujours incorrigible. MM. Appert, Mettermaïer, d'Olivecrona, Berenger, Demetz, l'abbé Crozes, Herbette, A. Guillot, sont unanimes sur ce point.

M. le docteur Despine voit une preuve de l'anomalie psychique dans le crime même. Il admet que, lorsque l'acte délictueux est peu grave, la conscience du délinquant réprouve cet acte et que le délinquant se rend coupable malgré le sentiment qu'il a de sa faute ; mais quand il s'agit d'un crime qui répugne à la nature humaine, ce crime n'est possible que par l'absence de sentiments moraux. Où est la justification de cette distinction et des sentiments différents du criminel, suivant qu'il s'agit d'un crime ou

[1] Trad. Pauthier, p. 391.

[2] Maudsley.

d'un délit? Tout d'abord est-ce que les délits comme les crimes ne répugnent pas à la nature humaine? Et si le délinquant peut commettre un délit dont il comprend l'immoralité, pourquoi le criminel ne pourrait-il pas, comme le délinquant, agir contrairement aux avertissements de sa conscience? Pourquoi, dans ce dernier cas, faut-il suppossr une anomalie psychique?

Cette anomalie psychique, M. le docteur Despine la fait résulter encore de ce que les criminels poursuivent leurs crimes sans hésitations dans la préparation et l'exécution; il suppose par suite qu'ils n'en sentent pas l'odieux. Rien n'est plus contraire à la vérité des faits que cette assertion. La plupart des crimes sont précédés d'hésitations, quelquefois même l'exécution projetée est abandonnée puis reprise. M. le docteur Bordier et M. le docteur Corre supposent à tort que le crime est la conséquence d'un état cérébral qui implique peu de réflexions et trop d'action [1]. Sans doute, dans quelques crimes le caractère brutal, impulsif de l'accusé est observé. Mais le plus souvent les criminels sont des hommes froids, calculateurs, préméditant leur crime. Si on excepte quelques crimes passionnels ou un certain nombre de crimes déterminés par l'alcoolisme ou la colère, la plupart des crimes sont longuement prémédités.

Il résulte de mon expérience judiciaire que l'action criminelle, en général, n'est pas soudaine, mais précédée le plus souvent de beaucoup de réflexion. Le criminel se prépare à l'action par la combinaison, la préparation des moyens. S'il ne repousse pas l'idée criminelle, s'il s'y complaît, s'il attache sa pensée à la considération des avantages que lui procurera l'exécution du crime, l'image de la satisfaction qu'il y trouvera augmentera la vivacité de ses désirs et par suite diminuera sa répugnance pour l'acte criminel qui lui procurera cette satisfaction. A mesure que les désirs mauvais s'exaltent par les pensées criminelles, la raison s'obscurcit, la force de résistance s'affaiblit, les scrupules s'évanouissent et alors le criminel passe à l'action. Voilà pourquoi le christianisme, qui est une admirable école de bon sens et de psychologie recommande à l'homme de veiller avec le plus grand soin sur ses pensées, parce que la culpabilité ne commence pas à l'acte criminel, mais à la pensée criminelle qui est acceptée. Les physiologistes ont même observé que « penser à une action dispose à l'exécuter [2] » et que « tout ce qui familiarise l'esprit avec une mauvaise action en rend l'accomplissement plus facile [3] ». On m'objectera peut-être que des

[1] *Les Criminels,* par le docteur Corre, p. 370.
[2] Gratiolet.
[3] Darwin, *De la descendance*, p. 111.

pensées mauvaises peuvent se présenter à l'esprit de tous les hommes. Sans doute cela est possible, mais l'honnête homme, celui qui veut rester tel, a le devoir impérieux et le pouvoir de chasser les mauvaises pensées de son esprit. Celui qui n'assiste pas par l'instruction des affaires criminelles à la genèse du crime s'imagine que le criminel va de suite, sans préparation, d'un bond à l'exécution du crime, dont l'image traverse son esprit. Mais lorsqu'on interroge l'accusé, lorsqu'on scrute le mobile qui l'a fait agir, le crime apparaît non comme un coup de foudre, mais comme la résultante du passé. On voit la volonté du criminel se dépraver progressivement, accepter la pensée du crime, l'abandonner, la reprendre et passer par des alternatives d'hésitation et de résolution.

Mais comment, dira-t-on, le criminel se décide-t-il à passer de la pensée criminelle à l'acte coupable? Ne faut-il pas croire à une absence congénitale de sens moral chez l'homme qui d'emblée, sans précédents fâcheux, commet un forfait horrible, tel que celui qui a été commis par Vitalis et la fille Boyer, par Baud et par Simian, qui ont été condamnés à la peine de mort par la Cour d'assises des Bouches-du-Rhône?

Tout d'abord il faut observer que souvent les grands crimes sont précédés de délits moins graves, et que le malfaiteur, après avoir débuté par la police correctionnelle finit par la Cour d'assises. C'est ainsi que les crimes inspirés par la cupidité sont commis « dans les deux tiers des cas par des repris de justice[1] ». Même lorsque le casier de l'accusé ne porte aucune condamnation, le juge d'instruction, en scrutant son passé, ne tarde pas à y rencontrer des indélicatesses, des larcins qui étaient restés impunis. Cette impunité encourage le criminel. Outre qu'après une première faute la répugnance pour le crime a diminué, la crainte du châtiment qui est souvent le commencement de la sagesse n'exerce plus la même influence salutaire. Puisqu'une première fois il a échappé à la peine, pourquoi n'y échapperait-il pas de nouveau? Le souvenir du profit qu'il a tiré de ses premières fautes restées impunies reste gravé dans son esprit et n'est point contrebalancé par la crainte du châtiment. C'est ainsi que Silvy, condamné à mort, en mai 1889, par la Cour d'assises des Bouches-du-Rhône, dont je faisais partie, avait été antérieurement poursuivi et bénéficié d'une ordonnance de non-lieu. De même, Tourres, qui, quelques années auparavant, fut condamné à mort par la même Cour d'assises, pour avoir assassiné sa femme, avait, dans une précédente affaire, obtenu un verdict d'acquittement.

[1] Statistique de 1887.

M. le docteur Despine voit une nouvelle preuve d'anomalie morale dans la cruauté du criminel qui n'éprouve aucune pitié pour la victime. Il est certain que lorsque l'exécution du crime commence, on voit la férocité du criminel éclater dans toute son horreur. Les mauvais instincts jusque-là contenus se livrent carrière, les souffrances de la victime ne touchent pas le coupable, elles l'exaspèrent même et accroissent sa fureur. L'homme qui tue ou qui vole agit au moment de l'exécution avec une férocité et une lubricité qui font horreur, et je comprends que M. Despine, en s'attachant uniquement à l'examen du criminel pendant l'exécution du crime, ait cru voir en lui un véritable monstre à face humaine. Mais il ne faut pas se contenter d'observer le criminel au moment de la perpétration du crime. Il faut encore l'étudier avant et après. L'insensibilité du criminel au moment du crime n'est pas extraordinaire, à cause de la lutte qui s'élève entre le criminel et la victime, et de la nécessité qui s'impose au criminel de supprimer le témoin de son crime. Voyons maintenant ce qui se passe chez le criminel après le crime, non pas en l'imaginant, mais en l'empruntant à des souvenirs judiciaires et à des procédures criminelles. Tholedano et Sidbon, au moment où ils étranglaient leur ami pour le voler étaient insensibles à ses souffrances et se rendaient ensuite en chantant à sa chambre pour y prendre les 50 000 francs qu'ils convoitaient depuis longtemps. Mais il résulte de la procédure que quelques heures après ils fondaient en larmes en se voyant couverts du sang de leur ami, et que Tholedano se jetant sur un lit avait eu un instant la pensée de se donner la mort. Dans l'assassinat du garçon de recettes du Crédit lyonnais, les assassins Guichard et Constantin se montrèrent insensibles et gais après l'accomplissement du crime qui leur avait procuré 38 000 francs. Cependant, vers les dix heures du soir, Constantin tomba dans un abattement profond qui surprit la femme avec laquelle il se trouvait. C'est pour s'étourdir que les criminels se livrent après le crime, à des orgies qui amènent bien souvent leur arrestation.

Toutefois, dans les crimes commis par haine, par vengeance, le remords, s'il arrive, ne vient que beaucoup plus tard; quelquefois même je crois qu'il ne vient jamais. L'assassin alors, après le crime, paraît heureux d'avoir assouvi sa haine. Après avoir étranglé sa belle-sœur et donné la mort à sa jeune nièce, qui était venue défendre sa mère, Sirman disait le lendemain à la gendarmerie : « Je suis content, on peut me couper le cou, je ne serai ni le premier ni le dernier. » Plus tard, dans le cours de l'information, il dit au juge d'instruction d'Aix : « Malgré ce qui m'arrive, être débarrassé de ces deux créatures est pour moi une si bonne chose que je crois être en paradis. » Dans l'instruction de l'affaire de Vitalis et de Marie Boyer (parricide), j'ai noté des faits, des propos qui prouvent que les accusés étaient, non seulement insensibles aux souffrances de leur victime, mais éprouvaient une sorte de satisfaction à assouvir leur haine. Lorsque la mère de l'accusée, frappée de plusieurs coups de couteau, se débattait sous l'étreinte de Vitalis, sa fille, loin d'être touchée par ses cris de douleur, allait chercher, pour le remettre à son amant, un grand couteau de cuisine, pour hâter la mort qui ne venait pas. Dans l'instruction, faisant elle-même le récit du crime, elle dit au juge : « La coquine (sa mère!) ne voulait pas mourir! » Son complice, Vitalis, qui avait frappé la victime avec une fureur inouïe, disait au juge d'instruction : « Quand je frappais, je sentais que j'exerçai une vengeance. » Ne faut-il pas conclure de ces faits que ces accusés, Simian, Marie Boyer, Vitalis, étaient de véritables monstres, privés absolument de sens moral, des êtres incomplets, atteints d'anomalie psychique?

L'instruction judiciaire, qui a fouillé les antécédents des accusés, nous a appris cependant que Vitalis, libraire à Montpellier, n'y avait pas laissé une mauvaise réputation, qu'il était laborieux et qu'il aimait beaucoup sa mère. Marie Boyer avait passé plusieurs années au couvent sans mériter de graves reproches et avait même songé à se faire religieuse. Mais la cupidité conduisit d'abord Vitalis à accepter avec la mère de Marie Boyer des relations qui lui étaient profitables, puis à vouloir épouser la fille lorsqu'elle sortit de pension, afin de se rendre maître de sa petite fortune. Etant parvenu à nouer de coupables relations avec la fille, il chercha à obtenir de la mère l'autorisation de l'épouser. Devenu paresseux, il ne cessa de penser à ce projet qui le mettrait dans l'aisance. La mère étant tombée malade, Vitalis fit des vœux pour qu'elle mourût. Cet espoir coupable fut déçu; la mère revint à la santé et s'opposa au mariage de sa fille avec son ancien amant. Alors des querelles violentes éclatèrent, Vitalis fut menacé d'être chassé de la maison. Ces menaces produisent en lui une haine profonde contre la vieille femme, qui allait faire échouer tous ses rêves de fortune et le rejeter dans la pauvreté. La pensée de se débarrasser d'elle se présenta à son esprit; il ne la repoussa pas, il s'y complut; il passa toute une nuit à la « ruminer », suivant son expression. Le matin, il communiqua ce projet à la fille Boyer, qui le repoussa d'abord. Mais, bientôt instruite des anciennes relations de sa mère avec Vitalis, Marie Boyer conçut de la jalousie contre elle; cette jalousie éteignit son amour filial. Vitalis revint à la charge et insista : si elle repoussait son projet, ils seraient séparés;

il ne pourrait supporter cette séparation; il fallait qu'ils restassent ensemble et pour cela il fallait que la mère disparût. Voilà comment la cupidité, la bassesse chez l'un, la jalousie, le libertinage chez l'autre, amenèrent progressivement un changement de sentiments chez les accusés, et après des hésitations, la pensée et l'acceptation d'un parricide. Est-il nécessaire d'aller chercher l'explication de ce crime dans une anomalie psychique, démentie par les antécédents des accusés? Est-il nécessaire de la demander à l'anatomie et à la physiologie? Ne voit-on pas la dégradation morale se produire progressivement chez ces deux accusés, doués de facultés intellectuelles et morales comme les autres hommes, mais tombant de chute en chute dans le vice, l'abjection et la criminalité? C'est par une série de fautes, que l'homme arrive à la frontière du crime d'abord et qu'il la franchit ensuite.

Si le crime était le résultat d'imperfections anatomiques et physiologiques ou d'anomalies psychiques, le remords, l'amendement, seraient impossibles. Or l'expérience judiciaire apprend aux magistrats que, chez quelques criminels, le remords va jusqu'au désir de la peine et jusqu'au suicide, puisqu'on en voit qui se dénoncent eux-mêmes spontanément et d'autres qui se donnent la mort. Pour emprunter un exemple à l'affaire Vitalis et Boyer, à la fin de l'instruction et après leur condamnation, ces deux grands coupables donnèrent des preuves d'un repentir sincère. Vitalis, tout en se reconnaissant indigne de paraître devant sa mère, qu'il aimait beaucoup, sollicita du juge d'instruction la permission de la voir pour obtenir son pardon. Marie Boyer, de son côté, accepta la peine avec résignation et revint à des sentiments religieux.

La sauvage satisfaction exprimée par Siméan, après l'accomplissement d'un double assassinat, paraît d'abord plus incompréhensible. Mais il faut observer que lorsque la haine s'est longuement amassée dans le cœur d'un homme, elle finit par produire une méchanceté qui le rend insensible au cri de sa conscience, à la crainte du châtiment. L'homme, alors, dominé par les sentiments de haine et de vengeance, éprouve une véritable satisfaction à frapper sa victime, à assouvir sa vengeance. Faudra-t-il dire qu'il cesse d'être responsable parce qu'il est aveuglé par une violente passion? M. le docteur Despine le soutient [1]. Sans doute, la passion obscurcit la raison, affaiblit la volonté, détruit les bons sentiments, fait naître les mauvais. Mais l'homme n'est-il pas coupable d'avoir laissé grandir en lui la passion? La responsabilité morale ne commence pas au moment où l'homme agit sous l'empire de la passion;

[1] *La Folie*, p. 669.

elle remonte au moment où il a laissé la passion se développer en lui. Pour sortir des généralités, reprenons l'examen des sentiments de haine et de vengeance qui ont poussé Siméan à un double assassinat. Cet homme avait volé à sa belle-sœur plusieurs milliers de francs, qui constituaient toute sa fortune. Cette perte la rendit presque folle de chagrin; soupçonnant la culpabilité de Siméan, elle ne cessa de lui réclamer son argent, de lui reprocher sa conduite. Des querelles, des scènes de violence se produisirent. Siméan conçut contre sa belle-sœur une haine violente; on l'entendit, à plusieurs reprises, proférer des menaces de mort contre elle, et un jour, pour se débarrasser d'elle, pour mettre fin à ses réclamations et à ses reproches, il lui donna la mort, et tua la fille qui venait défendre sa mère. On connaît la profonde observation de Tacite, reproduite par la Bruyère et Montesquieu, que l'homme hait celui qu'il a offensé, que les offenses qu'on pardonne le moins ne sont pas celles qu'on reçoit, mais celles qu'on fait aux autres. Le crime de Simian est l'éclatante confirmation de cette remarque. Qui oserait dire que cet homme n'était pas responsable de ses forfaits parce que la haine qu'il ressentait contre sa belle-sœur était si violente qu'il avait éprouvé une véritable satisfaction à la tuer? N'est-ce pas par une faute volontaire que cette haine était entrée dans son cœur? N'était-ce pas le vol qui l'avait conduit à l'assassinat?

Ce que je dis de la haine est vrai des autres passions. Dans les affaires criminelles, j'aime à remonter à l'origine de la passion, sous l'empire de laquelle le crime a été commis. J'y vois toujours que la passion n'a pas envahi subitement l'âme du criminel. Au mois de mai dernier, je faisais partie de la Cour d'assises qui a jugé Silvy et l'a condamné à mort pour avoir assassiné sa belle-sœur, qui avait refusé de se livrer à lui. Il résultait de la procédure et des débats que ce jeune accusé, de mœurs dissolues, avait voulu séduire sa belle-sœur, mère de trois jeunes enfants; pendant de longs mois, il la fatigua de ses obsessions. Une nuit, profitant de l'absence de son frère, il s'introduisit dans la chambre de sa belle-sœur et la tua, parce qu'elle lui résistait. Tous les préparatifs du crime avaient été combinés avec la plus grande habileté. Après être sorti de la chambre, où il venait de tuer cette jeune femme, il y rentra pour simuler un vol, en bouleversant les meubles et vidant à terre les tiroirs d'une commode. Ce qui caractérisait ce *crime passionnel*, c'était le sang-froid.

Je reconnais que, dans quelques crimes, dont le mobile est moins bas, la passion peut être un motif d'atténuation de la culpabilité et de la peine. Mais considérer comme irréponsables tous les criminels qui agissent sous l'empire d'une passion, c'est vouloir accorder l'impunité à tous les malfaiteurs, car ils agissent toujours sous l'influence d'une passion.

M. le docteur Despine ne recule pas devant cette impunité. Il pense que la société sera suffisamment protégée contre les assassins et les voleurs par le traitement curatif qui leur sera appliqué dans un asile. Ce traitement aura pour objet d'atténuer l'anomalie morale qui a poussé les criminels à assassiner, à empoisonner, à incendier, à voler. La sollicitude pour ces êtres moralement infirmes, qui s'appellent des assassins, des empoisonneurs, des incendiaires, des faussaires et des voleurs, va si loin, qu'il conseille de changer sans retard les surveillants de ces infortunés dès qu'ils leur deviendront antipathiques (p. 915). Voilà une société bien gardée contre les coquins par la perspective du traitement curatif qui leur sera destiné! Les paresseux et les débauchés qui veulent s'enrichir d'un coup par un crime, pour mener une vie de plaisirs et de désordres, les neveux qui voudront hâter l'ouverture de la succession de leur oncle à héritage, les femmes qui auront la pensée d'empoisonner leurs maris pour se livrer plus librement à leurs fantaisies; les domestiques, qui, fatigués de servir, convoiteront la fortune de leurs maîtres et songeront à s'en emparer au besoin par un assassinat, tous ces êtres dégradés que la justice contient avec peine par la crainte de la peine de mort, des travaux forcés et de la réclusion, n'auront d'autre crainte désormais que celle d'un traitement curatif dans une maison de santé! Remplacer la privation de la vie et de la liberté par les soins d'un docteur, traiter l'assassinat, le vol, l'incendie et les autres crimes comme des anomalies psychiques, considérer les malfaiteurs comme « des êtres moralement infirmes, incomplets, méritant plus d'être plaints et guéris que d'être punis cruellement » (p. 675), c'est là assurément une pensée qui témoigne d'une confiance extrême dans le traitement, plutôt que d'un sentiment bien exact de la protection qui est due aux honnêtes gens et des moyens par lesquels on assure cette protection. Il serait peut-être plus sage de penser un peu plus aux victimes qui sont assassinées, volées, outragées et de ne pas renoncer si facilement aux moyens d'éviter aux honnêtes gens les douleurs que les crimes leur imposent.

En effet, j'ai quelque peine à croire au maintien de la sécurité publique, lorsque les présidents d'assises tiendront aux accusés le langage suivant : « Fille Boyer, il résulte de la procédure que vous avez aidé votre amant à tuer votre mère, afin de la voler et de vous enfuir avec lui; et vous, Vitalis, vous avez causé à cette femme les douleurs les plus atroces, en la frappant à coups de couteau à la gorge, à la tête, afin de vous emparer de sa fortune et d'épouser sa fille; vous êtes tous les deux atteints d'une anomalie psychique, qui exige votre placement dans un asile; vous méritez plus d'être plaints et guéris que d'être punis cruellement; — vous, Guichard, vous êtes né aussi privé de sens moral; vous aimez peu le travail et beaucoup l'argent et les plaisirs; fils de petits propriétaires-cultivateurs, vous n'aviez aucun goût pour le travail des champs et vous vous êtes placé comme ouvrier boulanger; vous avez volé votre patron, tenté par des jeux de bourse de faire une fortune, qui vous a toujours échappé; fatigué de pétrir, vous avez formé le projet de vous enrichir d'un coup en assassinant un garçon de recettes du Crédit lyonnais; évidemment vous avez besoin d'un traitement curatif; — et vous Tholedano, intelligent, instruit, la fatalité vous a inspiré la pensée d'étrangler et d'assommer votre ami pour lui voler 50 000 francs; votre insensibilité morale vous a conduit à lui passer un cordon autour du cou et à lui briser le crâne ensuite; vous avez torturé votre ami et dépecé son cadavre pour le jeter à la mer; la nature me semble avoir été bien ingrate envers vous, en vous créant avec une anomalie psychique semblable; pour vous guérir, nous allons vous confier aux soins affectueux d'un excellent et savant docteur, qui vous plaint de votre infirmité. Cette guérison sera peut-être difficile, car l'anomalie paraît organique, congénitale, héréditaire; mais, avec les ressources que présente la science, on essayera de vous imposer les facultés morales que la nature vous a refusées. »

M. le docteur Despine n'est pas le seul médecin qui propose de supprimer la peine et de la remplacer par un traitement dans un asile où les criminels seront soignés, selon le degré de curabilité ou d'incurabilité qu'ils présentent. Cette sollicitude pour les malfaiteurs, on la retrouve chez un assez grand nombre de médecins, qui font résulter le crime d'une maladie du corps ou d'une infirmité organique et qui, par suite, suppriment la responsabilité morale, fondement de la responsabilité pénale.

Effrayés des conséquences qui résulteraient de cette impunité, d'autres médecins, et notamment les anthropologistes de l'école italienne, veulent maintenir la pénalité; mais alors ils l'exagèrent. Voyant dans le crime le signe d'une impossibilité d'adaptation à la vie sociale, ils proposent l'élimination des criminels, qui sont déclarés inassimilables, atteints d'une anomalie physique et psychique permanente. La peine de mort, étant le moyen le plus complet d'élimination, a toutes leurs préférences. Parlant avec admiration des exécutions si nombreuses, qui ont été ordonnées sous les règnes d'Henri VIII et d'Élisabeth pour les délits les moins graves, M. le docteur Lombroso et à sa suite M. Garofolo estiment que ces supplices ont réalisé en Angleterre une *sélection* considérable et font des vœux pour que cette œuvre d'*épuration* soit continuée. Les anthropologistes oublient que le but de la peine est le maintien de la sécurité publique et non l'épuration de la race. Pour épurer la race, quelques médecins proposent aussi d'empêcher les criminels d'avoir des enfants, en leur imposant l'infécondité par une opération chirurgicale. Enfin, M. le docteur Le Bon, bien convaincu que les enfants d'un criminel deviennent nécessairement criminels, conseille de transporter les récidivistes eux et leur postérité. La conclusion est monstrueuse, mais logique. Si le criminel est une bête malfaisante, ses petits seront semblables à lui. Est-ce que l'homme, qui rencontre une vipère, se contente d'écraser la mère et laisse vivre les petits? Il faut donc à la fin du dix-neuvième siècle se résigner à abandonner le grand principe de la personnalité des peines, déjà proclamé par Moïse et le droit romain?

Voilà à quelles conclusions contradictoires aboutissent les théories qui nient la responsabilité morale des criminels : l'impunité ou la mort prodiguée sans mesure, comme un moyen d'épuration, de sélection artificielle! Les uns voient dans le criminel un infirme, un être incomplet, et proposent de le soigner dans une maison de santé. Les autres voient en lui une bête malfaisante, qu'il faut éliminer sans pitié. Tous veulent affranchir le criminel de la flétrissure que la conscience de tous les peuples lui a toujours imprimée. En effet cette flétrissure est injuste, si le crime est un phénomène naturel, le résultat fatal de l'organisme. Le criminel est fait pour tuer et voler « comme Cartouche était fait pour être Cartouche[1] ». Selon M. Naquet, il n'y a pas plus de mérite à être pervers qu'à être borgne ou être bossu. M. le docteur Moleschott ne craint pas d'écrire que « de même que le précepte : *Aime ton prochain comme toi-même*, était la moelle de la morale chrétienne, de même il faut écrire en tête de l'évangile moderne : *tout comprendre, c'est tout pardonner*[2] ». Voilà un évangile bien édifiant et bien rassurant pour les honnêtes gens! Jusqu'ici un Évangile un peu ancien, il est vrai, et un peu démodé, paraît-il, disait à l'homme : « Tu ne tueras pas, tu ne déroberas pas le bien d'autrui; l'assassin et le voleur sont des hommes *coupables* qui méritent d'être punis et méprisés. » Voici un évangile nouveau qui dit aux hommes : « Paix aux hommes de mauvaise volonté! » le voleur et l'assassin sont des victimes de la fatalité, de malheureux disgraciés; « la plus noble, la plus généreuse, la plus sainte, en un mot la plus humanitaire

[1] La Mettrie, *Discours sur le bonheur*.
[2] *Circulation de la vie*, t. II. p. 202.

des aspirations des savants, est de délivrer le délinquant de la flétrissure de l'ignominie du crime [1] ».

Faudra-t-il voir désormais des victimes de la fatalité physiologique dans le criminel qui tue pour voler, dans le mari qui empoisonne sa femme pour épouser sa maîtresse, dans le débauché qui viole les enfants, dans l'ouvrier boulanger qui, fatigué de pétrir, veut conquérir d'un coup la fortune, par l'assassinat d'un garçon de recettes du Crédit lyonnais? Que de victimes de la fatalité physiologique nous aurons à plaindre, si les criminels ne sont pas plus responsables de leurs forfaits que de la couleur de leurs cheveux!

Heureusement, l'observation des criminels, faite sans esprit de système, nous permet de réserver notre pitié pour les victimes des criminels, pour les pauvres et les malades. L'expérience judiciaire, d'accord avec le sens commun et avec la science, nous apprend que le crime n'est ni un cas d'atavisme, ni un fait d'hérédité, ni un cas de dégénérescence physique et de faiblesse intellectuelle, ni un fait de folie ou d'imbécillité morale. Le crime est le crime; la maladie de l'âme, la dépravation de la volonté ,ne se confondent pas avec la maladie du corps, avec l'infirmité organique. Tous les crimes ne s'expliquent-ils pas par la cupidité, la haine, la débauche, la paresse, le désir de satisfaire une passion? Est-il nécessaire de chercher dans une défectuosité organique l'explication des assassinats suivis de vols, des incendies de maisons assurées allumées volontairement, pour toucher la prime d'assurance, etc., etc.? Est-ce que tous ces crimes ne s'expliquent pas par le désir de s'enrichir par un moyen plus rapide et moins pénible que le travail et l'économie? Le travail n'est pas toujours agréable et fructueux, l'économie impose des privations, la tempérance, la sobriété. Qu'y a-t-il d'étonnant à ce qu'un certain nombre d'hommes aimant peu le travail et les privations, beaucoup les plaisirs, préfèrent à une vertu austère le profit d'une mauvaise action? « On marche à l'aise dans le chemin du vice, dit un poète grec. La voie est unie, elle est près de chacun de nous; au contraire, les dieux ont placé devant la vertu les sueurs [2]. » Quoi d'étonnant que quelques hommes paresseux, débauchés, préfèrent la voie facile au chemin escarpé? Est-il nécessaire de supposer chez eux une anomalie physique ou psychique? Nous naissons tous avec des passions, que nous devons contenir. « La nature veut que la raison, partie divine de notre être, commande à la partie animale [3]. » Mais, dans cette lutte de la raison contre les passions, il y a des défaites : les vaincus s'appellent les

[1] Docteur Moleschott, *Actes du Congrès de Rome*, p. 53.

[2] Hésiode, *les Travaux et les jours*, p. 285-290.

[3] *Plutarque.*

vicieux et les criminels. N'allez point chercher dans une particularité anatomique, dans un caractère physiologique anormal l'explication de la défaillance morale; cherchez-la dans une surexcitation des passions, dans une dépravation de la sensibilité, dans un affaiblissement de la volonté.

Le devoir du médecin, comme celui du magistrat, est de distinguer avec soin le vice et le crime de la maladie, de la folie. S'il veut conserver, auprès des tribunaux, la grande autorité dont il jouit, et que je souhaite plus grande encore, parce qu'elle est indispensable à la bonne administration de la justice, il faut que le médecin ne confonde pas les criminels avec les malades ou les faibles d'esprit.

Malheureusement, en refusant de rattacher à un principe spirituel les facultés morales, que l'organisme seul ne peut expliquer, les médecins matérialistes se mettent dans l'impuissance de donner une théorie exacte de la criminalité. J'ai examiné un certain nombre des théories contradictoires qu'ils proposent. Mais je suis loin de les avoir toutes examinées. Elles sont innombrables. En ne voulant pas trouver l'explication du crime là où elle est, on la cherche partout là où elle n'est pas. M. le docteur Corre, qui est un médecin distingué, ne va-t-il pas jusqu'à assimiler les criminels de profession aux misanthropes, qui vont s'ensevelir dans les cloîtres! « Les uns et les autres, dit-il, sont des antisociaux [1]. » Il est vrai que dans le même ouvrage, après cette piquante comparaison des religieux pleins de cœur et de dévouement avec les malfaiteurs endurcis, on trouve un passage où le docteur appelle des *voleuses honnêtes* les femmes qui volent dans les magasins. Il y a dans la Bible un passage qui m'a toujours beaucoup frappé, et qui trouve bien souvent son application : « Ce qui est bien on l'appelle mal, ce qui est mal on l'appelle bien. » N'est-ce pas ce qui arrive à M. le docteur Corre, qui appelle criminels les meilleurs des hommes et honnêtes celles qui volent [2]?

Ces erreurs seraient évitées si on ne rejetait pas *a priori* tout ce

[1] *Les Criminels*, p. 357.

[2] Lorsque j'étais conseiller à la cour de Chambéry, j'ai eu l'occasion de voir de près les crimes commis par les misanthropes de la Grande-Chartreuse. Ces *anti-sociaux* secourent toutes les infortunes. Voici un échantillon de leurs méfaits : un malheureux ouvrier, père de famille, ne pouvant payer son loyer, allait être saisi; il pria un de mes collègues d'exposer sa situation malheureuse au chef de la bande des anti-sociaux ensevelis dans le cloître de la Grande-Chartreuse. Par le retour du courrier mon collègue reçut 400 francs pour le malheureux ouvrier. On voit combien il est juste de comparer ceux qui donnent leur bien, à ceux qui dérobent le bien d'autrui, ceux qui seraient prêts à donner leur vie pour leurs semblables à ceux qui tuent.

qui dépasse l'organisme. Le libre-arbitre, supposant un principe spirituel, sera nié avec assurance, bien qu'il soit attesté par la conscience universelle du genre humain qu'il soit un fait évident, une réalité vivante; on s'obstinera à n'y voir qu'une hypothèse métaphysique. La puissance de la volonté elle-même, démontrée à chaque instant par des faits certains, par l'empire qu'elle nous donne sur nos penchants, sera confondue avec le désir par M. le docteur Letourneau; M. le docteur Corre n'y verra encore qu'une illusion métaphysique, « le pivot de la morale métaphysique et religieuse », une fiction utile « à la direction des troupeaux humains ». Quoi d'étonnant, dès lors, qu'en croyant l'homme privé de volonté et de libre arbitre, c'est-à-dire tel qu'il n'est pas, les médecins matérialistes et positivistes ne puissent expliquer ni le crime, ni la vertu, ni la responsabilité morale, ni la responsabilité légale [1]. Otez la croyance à la liberté morale, l'homme devient le jouet de ses désirs et de ses sensations, la victime de la fatalité physiologique; il ne peut plus maîtriser ses penchants, dès lors il cesse d'être responsable; le crime et la vertu sont des produits du tempérament de la constitution organique; il y a des hommes bons et des hommes méchants, comme il y a des arbres donnant de bons fruits et des plantes vénéneuses. Cartouche est fait pour être Cartouche [2], saint Vincent de Paul est fait pour être saint Vincent de Paul; ils suivent tous les deux leurs penchants, sans que le premier mérite le mépris public pour ses forfaits, sans que le second mérite notre admiration pour ses vertus. Rétablissez la croyance au libre arbitre, vous retrouvez du même coup toutes les lois du monde moral; vous rendez à la vertu son mérite, au crime son ignominie, aux lois morales leur principe, aux lois pénales leur fondement. Au lieu d'osciller entre l'impunité et une répression barbare, la justice devient juste, proportion née au degré de culpabilité, sauvegardant les droits de la société, respectant les droits de l'individu, ne punissant le délinquant que lorsqu'il est *coupable*, c'est-à-dire lorsqu'il a *mérité* la peine par la violation d'un devoir social sciemment et librement commise.

[1] Tous les médecins, ai-je besoin de le dire, n'approuvent pas les théories proposées par leurs confrères matérialistes et positivistes. On cherchera vainement la négation du libre arbitre dans les ouvrages excellents des docteurs Foville, Morel, Tardieu, Legrand du Saulle, Baillarger, Dagonnet, Parant, Falret, Magnan, etc., etc., savants médecins qui ne séparent pas la physiologie de la psychologie, la science de la conscience. Rien de plus judicieux par exemple que le remarquable article de M. le docteur Falret sur la responsabilité dans le *Dictionnaire encyclopédique des sciences médicales*. Rien de plus sensé que le livre du docteur Riant.

[2] La Mettrie.

www.ingramcontent.com/pod-product-compliance
Lightning Source LLC
LaVergne TN
LVHW011959160826
845678LV00002B/627

* 9 7 8 2 3 2 9 6 7 4 5 9 9 *